腔内泌尿外科手册
从手术治疗到护理实践

主 编 ◎ 邱 敏 邓绍晖 王滨帅
副主编 ◎ 唐世英 王 璐 刘春霞 出晓军

―――― 编委 ――――

邱 敏（北京大学第三医院泌尿外科）
邓绍晖（北京大学第三医院泌尿外科）
王滨帅（北京大学第三医院泌尿外科）
唐世英（北京大学第三医院泌尿外科）
王 璐（北京大学第三医院泌尿外科）
刘春霞（北京大学第三医院泌尿外科）
肖春雷（北京大学第三医院泌尿外科）
刘余庆（北京大学第三医院泌尿外科）
刘 可（北京大学第三医院泌尿外科）
田晓军（北京大学第三医院泌尿外科）
张树栋（北京大学第三医院泌尿外科）
宗亚楠（北京大学第三医院麻醉科）
董靖晗（北京大学第三医院泌尿外科）

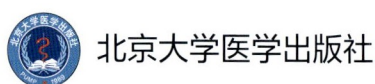

北京大学医学出版社

QIANGNEI MINIAO WAIKE SHOUCE: CONG SHOUSHU
ZHILIAO DAO HULI SHIJIAN

图书在版编目（CIP）数据

腔内泌尿外科手册：从手术治疗到护理实践 / 邱敏，邓绍晖，王滨帅主编. -- 北京：北京大学医学出版社，2025.2. -- ISBN 978-7-5659-3379-0

Ⅰ．R69-62

中国国家版本馆CIP数据核字第2025659QZ0号

腔内泌尿外科手册：从手术治疗到护理实践

主　　编：邱　敏　邓绍晖　王滨帅
出版发行：北京大学医学出版社
地　　址：(100191) 北京市海淀区学院路38号　北京大学医学部院内
电　　话：发行部 010-82802230；图书邮购 010-82802495
网　　址：http://www.pumpress.com.cn
E-mail：booksale@bjmu.edu.cn
印　　刷：北京信彩瑞禾印刷厂
经　　销：新华书店
责任编辑：冯智勇　　责任校对：靳新强　　责任印制：李　啸
开　　本：889 mm×1194 mm　1/32　　印张：4.625　　字数：110千字
版　　次：2025年2月第1版　2025年2月第1次印刷
书　　号：ISBN 978-7-5659-3379-0
定　　价：55.00元

版权所有，违者必究

（凡属质量问题请与本社发行部联系退换）

序

腔内手术是泌尿外科领域的重要分支，涵盖了膀胱镜和电切镜、输尿管镜、输尿管软镜、经皮肾镜等内镜手术。这些技术的发展极大地推动了泌尿外科微创手术的进步，也被越来越广泛地应用在泌尿系肿瘤、结石、前列腺增生等疾病的诊治过程中。本书详细介绍了这些内镜手术的常用器械、基本操作步骤、手术及技巧、并发症处理以及围手术期护理等内容，是一本全面而实用的临床手册。

本书内容系统、详实，每个部分都针对不同的内镜手术技术进行了深入探讨。首先，书中对膀胱镜和电切镜手术进行了详细的介绍，包括手术的适应证、操作步骤、可能遇到的并发症及其处理方法。这些内容能够为初学者提供一个清晰的学习路径，帮助其快速掌握手术技巧。

其次，本书对输尿管镜和输尿管软镜手术也进行了充分的介绍。这些手术技术在处理尿路结石和肿瘤方面具有显著优势。书中不仅介绍了相关器械的使用方法，还详细介绍了手术过程中的注意事项和操作技巧，这对于提高手术成功率和减少并发症具有重要意义。

接下来，经皮肾镜手术作为泌尿外科微创手术的重要组成部分，也在书中有详细的介绍。这种手术技术在处理肾结石和肾肿瘤方面具有独特的优势。书中对经皮肾镜手术的适应证、手术步骤、术后护理等方面进行了全面的阐述，为临床医生提供了实用的指导。该部分还对双镜联合的手术进行了介绍，此种方法结合了输尿管软镜和经皮肾镜的优势，使一些需要两次手术的结石或肿瘤能一次完成，在提高医疗效率的同时降低了医疗成本。

此外，本书还特别强调了围手术期护理的重要性。良好的围手术期护理不仅有助于患者术后的快速恢复，还能有效减少术后并发症的发生。书中详细介绍了围手术期护理的各个环节，包括术前准备、术后观察、并发症预防、出院指导等，这些内容对于提高护理质量和患者满意度具有重要意义，也体现了现代医学对患者全面关怀的理念。

本书的编写团队由北京大学第三医院泌尿外科的资深专家和年轻医生组成。他们将丰富的临床经验和最新的研究成果融入书中，确保了内容的专业性和权威性。这不仅体现了科室对年轻医生培养的重视，也为本书的高质量内容打下了坚实的基础。

我特别推荐本书中关于手术技巧的详细描述和并发症处理的实用建议。这些内容不仅有助于基层医院医生和年轻医生快速成长，也为有一定经验的医生提供了参考。在此，我鼓励并感谢编写这本书的青年医生，他们的努力和创新精神为泌尿外科领域的发展注入了新的活力。

最后，我希望这本书能够成为泌尿外科同道的良师益友，能帮助他们在临床实践中不断提高，为患者提供更优质的医疗服务。

张树栋

前言

记得我刚进入泌尿外科学习的时候,最早能自己上手的手术就是膀胱镜手术。膀胱镜手术熟练以后慢慢开始尝试输尿管镜手术,刚开始的时候觉得也不难,手术也很顺利。慢慢地我遇到了一些输尿管狭窄或者是妇科肿瘤、消化道肿瘤侵犯输尿管的患者,还有做过放化疗的患者,这才发现看似简单的放置输尿管支架管手术,也有可能做几个小时而以失败告终。再到后来,输尿管软镜、经皮肾镜手术都能做之后,发现这些器械不但能处理结石,还能处理尿路上皮肿瘤或者肿物。手术做得越多,越是如履薄冰。一些看似基础、患者也觉得简单的手术,其实暗藏风险。很多年前我有机会和北京大学第一医院的一位教授一起做输尿管软镜手术,那个时候国内刚开展输尿管软镜手术,我向他求教手术过程中有没有遇到过类似输尿管断裂这类严重的并发症,没想到他告诉我他自己做的手术没有遇到过,他说最重要的是预防这种情况的发生,一定要小心,知道什么时候该放弃手术,改为留置输尿管支架管,再行二次手术,对这一点,我的记忆非常深刻,后来做手术也是非常小心。

慢慢地,我自己也带了医疗专业组,需要培养下一级医师做手术,也有很多进修医师过来学习。我发现医生不同的性格特点确实对手术会有影响,越着急越容易出问题。记得我的导师马潞林教授曾经多次告诫我们,在手术台上一定要镇定，只有冷静的状态才能处理好复杂的情况和突发的情况。同时，一定要知道手术的边界，或者说自己能力的边界在哪里。我和很多同道交流过，很多基层医院甚至是大医院都存在器械不全或者型号不全等问题，如只有标准输尿管镜，这就使很多能一次完成的手术被迫变成两次完成，所以在术前一定要考虑到所有可能出现的情况，有所取舍，和患者充分沟通后再进行手术。

内镜操作是泌尿外科医生的基础操作，我们写这本书的目的也是介绍腔内泌尿外科常用的器械，包括一些比较新的器械，如一次性输尿管软镜、负压吸引设备等。同时介绍一些常见手术的要点，如前列腺剜除、输尿管硬镜及软镜碎石、经皮肾镜碎石的手术技巧。还有一些特殊的手术，如双镜联合治疗结石或者肿瘤的手术技巧。除此之外，我们还邀请到科里的护士长分享术后护理的一些经验。希望本书能为刚进入泌尿外科的年轻医生，以及基层医院的泌尿外科医生提供一些帮助和参考。

本书介绍的手术方法很多是作者的临床经验总结，可能会有一些不完善之处，欢迎各位同道提出宝贵的意见和建议，以便再版时完善。

邱 敏

目录

第一章

膀胱镜及电切镜手术 / 001

第一节　常用器械 / 001

　　一、膀胱镜 / 001

　　二、电切镜 / 003

　　三、前列腺剜除镜 / 005

　　四、粉碎器 / 006

　　五、激光 / 007

　　六、气压弹道、超声吸引碎石设备 / 009

　　七、导丝及输尿管支架管 / 011

第二节　前列腺手术 / 015

　　一、经尿道前列腺电切术 / 015

　　二、经尿道钬激光前列腺剜除术 / 017

　　三、经尿道蓝激光前列腺切除术 / 021

　　四、术后护理及出院指导 / 025

第三节　膀胱手术 / 029

　　一、膀胱镜探查、置管 / 030

　　二、经尿道膀胱肿瘤电切术 / 032

　　三、经尿道铥激光膀胱肿瘤切除术 / 034

　　四、NBI 在经尿道膀胱肿瘤手术中的应用 / 036

　　五、经尿道膀胱结石碎石取石术 / 038

六、经尿道输尿管口囊肿切除术 / 039

七、术后护理及出院指导 / 041

第二章

输尿管镜手术 / 047

第一节　常用器械 / 047

一、输尿管镜 / 047

二、不同类型的阻石篮及套石篮 / 048

三、输尿管电切镜及电烧头 / 050

第二节　输尿管手术 / 051

一、经尿道输尿管镜碎石取石术 / 051

二、经尿道输尿管镜肿物切除术 / 065

三、输尿管狭窄段内切开 / 069

四、术后护理及出院指导 / 072

第三章

输尿管软镜手术 / 075

第一节　常用器械 / 075

一、输尿管软镜

（纤维镜、电子镜、一次性软镜）/ 075

二、不同类型的输尿管通道鞘 / 080

第二节　肾盂及肾盏手术 / 085

一、经尿道输尿管软镜碎石取石术

（套石法、钬激光）/ 085

二、经尿道输尿管软镜碎石取石术
（负压吸引法、铥激光）/ 087

三、经尿道输尿管软镜肾盂肿物活检术 / 088

四、经尿道输尿管软镜肾盂肿物切除术
（NBI、铥激光）/ 089

五、经尿道输尿管软镜肾盂旁囊肿切开引流术 / 091

六、输尿管软镜手术的麻醉改良及手术技巧 / 093

七、术后护理及出院指导 / 097

第四章

经皮肾镜手术 / 101

第一节 常用器械 / 101

一、经皮肾镜 / 101

二、穿刺套装 / 102

第二节 肾盂及肾盏手术 / 105

一、经皮肾镜碎石取石术 / 105

二、双镜联合碎石取石术 / 114

三、经皮肾镜肾盂肿瘤切除术 / 120

四、双镜联合肾盂肿瘤切除术 / 126

五、术后护理及出院指导 / 130

附录

相关管路拔管时机汇总 / 137

第一章
膀胱镜及电切镜手术

第一节 常用器械

手术器械是外科手术的必备工具,本节将介绍前列腺手术和膀胱手术的常用器械。

一、膀胱镜

膀胱镜是内窥镜的一种,由膀胱镜镜鞘、闭孔器、检查镜及进出水器等构成,并附有电切环、电凝环和组织检查钳等附件(图1-1-1)。

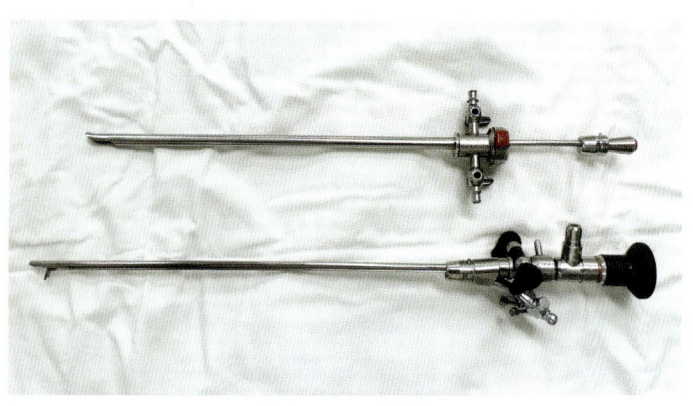

图1-1-1 膀胱镜

1. 镜鞘 是在内窥镜外支撑镜子进入膀胱的一个器件，用于冲洗膀胱。一般的镜鞘为空心结构，内部用于内窥镜的进入。

2. 闭孔器 常与镜鞘配合使用，为插入和封闭镜鞘时使用。闭孔器闭合镜鞘后，通过尿道经过前列腺进入膀胱，然后取出闭孔器，留置镜鞘，使膀胱镜易于导入或拔出，不致损伤尿道黏膜。

3. 内窥镜 是膀胱镜的光学部分，由接物镜、中间镜、接目镜和三棱镜等多组放大镜组成，根据场景不同，内窥镜镜头被设计成不同的角度，临床常用的为0°、30°、70°镜，分别用于不同的检查场景。

（1）接物镜：为一平凸透镜，接物镜的放大率与内窥镜的直径是决定内视野大小的关键。如果内窥镜的放大率与内窥镜的直径增大时，内视野随之增大。

（2）中间镜：结构简单，由于内窥镜的长度较长，须有一个中间镜做承接，介于接物镜和接目镜中间，使光量的消失达到最小，还可校正色差，达到物像逼真、色彩如常的目的。

（3）接目镜：也为一平凸透镜，使物像经过上述各组透镜后，在接目镜之前形成一缩小而正立的形象。在接目镜处必须安装一个透镜做适当的放大，使成像更为清晰。此透镜的放大率与光量的消失有密切关系。放大率越大，光量消失越明显，一般以放大 10~20 倍为宜。

（4）三棱镜：三棱镜的使用从根本上改变了膀胱镜盲区大、视野小的缺点。镜内所用三棱镜为直角三棱镜，物像从一短棱面进入，经长斜棱面呈 90° 折射进入内窥镜。通过中间镜，由接目镜映入视野，最终形成清晰的图像。

4. 附件装置　各种类型的膀胱镜均具有一定的特殊附件。

（1）橡皮帽：有大有小；有的有孔，有的无孔；可根据需要分别套在插管内窥镜后端的金属小管上，以防漏水。

（2）冲水器：德国制造 Wolf 膀胱镜，采用装在镜鞘后端的自动弹簧闭塞器，拔出内窥镜后会自动关闭，防止液体流出。

（3）冷光源：为附有亮度调节的光源钨灯箱，通交流电源后，钨灯即可发出极亮的光源。

（4）导光束：由极细微的无数光学纤维组成，作用为连接冷光源和膀胱镜，将极亮的光线传导至膀胱镜前端射出。

二、电切镜

电切镜可用于切除前列腺增生组织和膀胱肿瘤。电切镜与前述膀胱镜有相似之处，镜鞘和内窥镜类似，在此基础上增加操作手柄、电切环、电切电源等组成可进行手术的电切镜套装（图 1-1-2）。

1. 内窥镜管　是电切镜的核心部分，通常由管状材料制成，前端装有镜头，可通过镜鞘进入膀胱并提供清晰的视野。

2. 镜头和照明系统　内窥镜管头部装有高清的光学镜头，通过光纤传递光线，使得医生能够看到手术区域。另可外接照明系统用于提供光源，确保视野明亮。

3. 操作手柄　医生通过手柄控制电切镜的运动，包

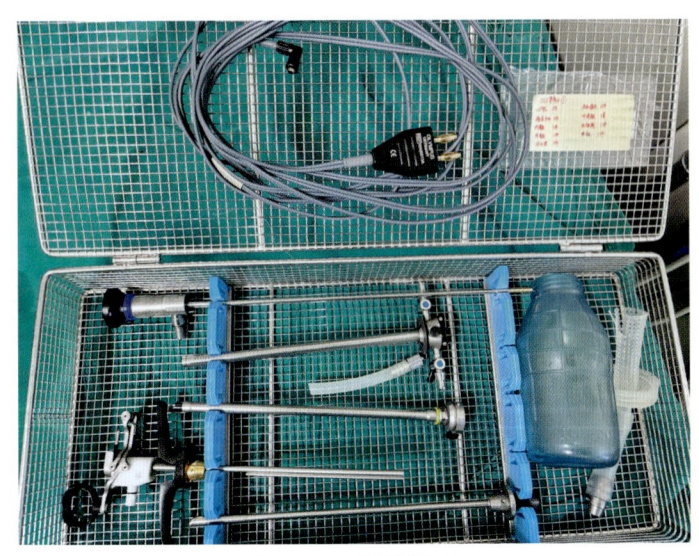

图 1-1-2　电切镜套装

括左右旋转、上下移动以及电切环的深浅进出。

4. 电切环　是电切镜的关键切割工具，它是一个可通电的金属环，通过高频电流产生热能，用于切割和凝固组织，减少出血。

5. 电切电源　提供高频电流，用于驱动电切环工作，通常与手柄连接，配合脚踏板开始切割和凝血。

6. 灌注系统　用于向手术区域输送生理盐水或其他液体，保持视野清晰，同时帮助冷却和冲洗切除的组织。

7. 视频显示器　显示从内窥镜传回的实时图像，让医生能够清楚地看到手术部位。

8. 储存和配件　包括储存盒、连接线、配件等，用于存放和更换不同尺寸或类型的电切环和其他工具。

三、前列腺剜除镜

前列腺剜除镜是一种常用的泌尿外科手术设备,主要用于经尿道前列腺钬激光剜除手术等,前列腺剜除镜套装(图1-1-3)包括以下几个部分:

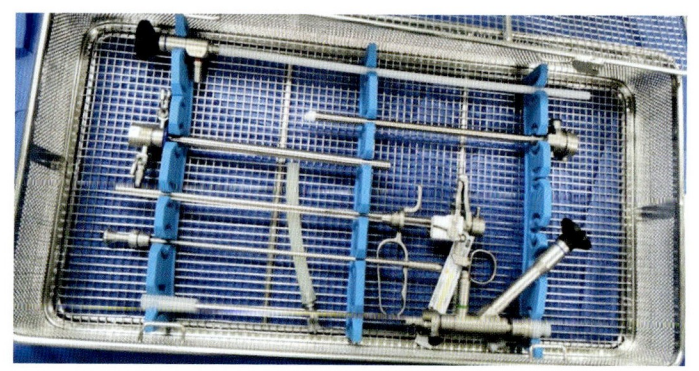

图1-1-3 前列腺剜除镜套装

1. 内窥镜管 这是前列腺剜除镜的核心部分,通常由管状材料制成,前端装有镜头,可通过镜鞘进入并提供清晰的视野,与电切镜不同,该镜头多采用12°镜。

2. 镜头和照明系统 内窥镜管头部装有高清的光学镜头,通过光纤传递光线,使得医生能够看到手术区域。另可外接照明系统用于提供光源,确保视野明亮。

3. 操作手柄 医生通过手柄控制剜除镜的运动,包括左右旋转、上下移动以及激光光纤的深浅。

4. 激光 是前列腺剜除手术的关键工具,它是通过激光光纤将激光能量聚焦于光纤尖部,激发时产生汽化、切割、凝固等作用,进行前列腺组织的剜除和止血。

5. 激光发射器　提供高能激光，用于前列腺剜除手术，配合脚踏板开始切割和止血。

6. 灌注系统　用于向手术区域输送生理盐水或其他液体，保持视野清晰，同时帮助冷却和冲洗切除的组织。

四、粉碎器

粉碎器又称前列腺刨削器，主要由吸引器、刮刀头等组成（图 1-1-4），用于粉碎剜除下来的前列腺组织，包括以下几个部分：

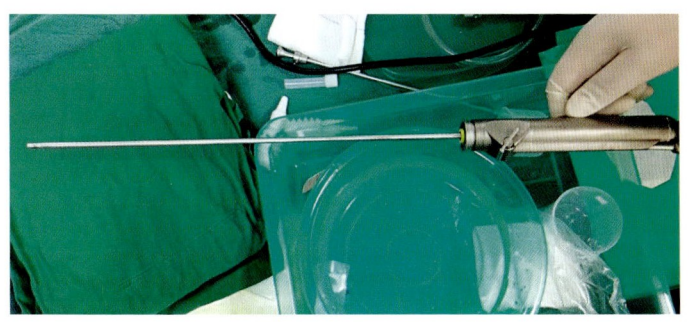

图 1-1-4　粉碎器

1. 冲洗通道　一般使用的是集成式冲洗通道，该通道除了能够提供高冲洗容量外，还能同时容纳粉碎器，并且拥有大号自动阀，以避免工作通道漏液，更加安全高效。

2. 粉碎系统　包括抽吸泵和特制粉碎刮刀。通过手柄粉碎前列腺组织，其轴向手柄力量大、重量轻，并可通过脚踏开关在不同操作模式之间轻松转换，抽吸和粉碎可分开和同时进行。抽吸泵使用单一抽吸口，防止意外吸走膀胱黏膜。使用特制的粉碎刮刀可大大缩短手术时间，刮刀可与手柄分开组装，成为可旋转的粉碎系统，通过高速旋转进行组织粉碎，配合抽吸装置将组织排出体外。

五、激光

一直以来，激光治疗在泌尿外科的应用比较广泛，常见的泌尿系结石、前列腺增生、泌尿系肿瘤等治疗都可看到激光的身影（图1-1-5）。常见的激光包括钬激光、铥激光、绿激光、蓝激光等。以下将做简单介绍。

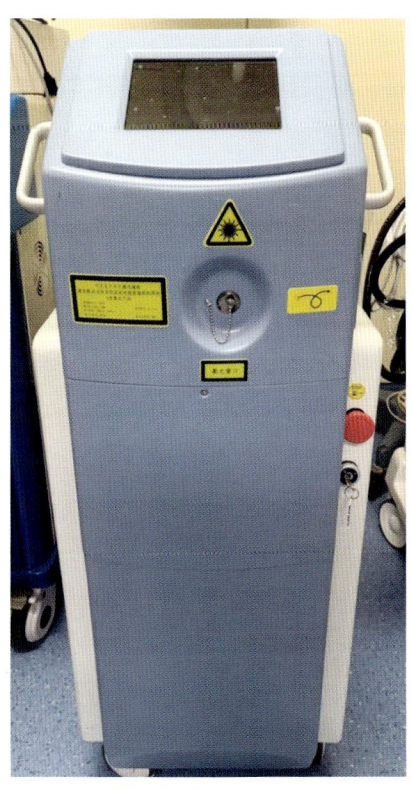

图1-1-5　激光主机

（一）钬激光

钬激光以钇铝石榴石为激活媒介，掺敏化离子铬、传能离子铥、激活离子钬的激光晶体制成的脉冲固体激光装置产生的新型激光。钬激光波长 2100 nm，为脉冲式激光，是目前众多外科手术所用激光中最多的一种。产生的能量可使光纤末端与结石之间的水汽化，形成微小的空泡，并将能量传至结石，使结石粉碎成粉末状。水吸收了大量的能量，减少了对周围组织的损伤。同时钬激光对人体组织的穿透深度很浅，仅为 0.4 mm。因此在碎石时可以做到对周围组织损伤最小，安全性极高。

（二）铥激光

铥激光以铥掺杂钇铝石榴石为激活媒介，可发出波长在 1940～2040 nm 的激光。与钬激光相比，其在水中的能量吸收会提高 4 倍，这可能是它对任何类型的尿路结石具有更高消融效率的原因。铥激光相比钬激光有更好的功率，目前峰值功率最高可达 500 W。极低的脉冲能量、较高的频率和较长的脉冲持续时间是铥激光的特点。

（三）绿激光

绿激光通过磷酸钛氧钾晶体发光，波长 532 nm，这种波长在可见光谱的绿色区域内，能被红色组织强烈吸收，包括氧合血红蛋白等。因此在前列腺组织等血供丰富的组织器官中，绿激光能量可以被血红蛋白选择性地吸收，使目标组织中单位体积能量密度升高，有特殊的光选择性。绿激光穿透组织深度很浅，热传导微弱，产生局限且有效的组织汽化效果。除了汽化作用外，其止血效果较好，故多用于前列腺增生手术。

(四)蓝激光

蓝激光的原理与绿激光类似,蓝激光的波长为450 nm,热损伤深度仅0.1 mm。450 nm波长的蓝激光也以血红蛋白吸收为主,不被水吸收,手术过程中不用担心其他激光固有的水加热效应导致的组织热损伤,故其广泛应用于前列腺增生手术。蓝激光的止血效果较绿激光更好,且患者术后下尿路刺激症状恢复快。

六、气压弹道、超声吸引碎石设备

(一)气压弹道

气压弹道是机械碎石的常用设备。气压弹道碎石的原理是将压缩气体产生的能量驱动碎石机手柄内的子弹体,子弹体脉冲式冲击结石而将结石击碎。气压弹道碎石过程中极少产生热量,且冲击前后振幅不超过2 mm,对黏膜只产生轻微而短暂的损伤,但并无长期影响。该设备体积中等,构造原理简单(图1-1-6)。

(二)超声吸引碎石设备

"超声吸引"顾名思义是超声波和吸引器的联合体,是在导针头部安装超声波发射器和液体吸引器,因此在手术过程中可同时实现超声波碎石和结石的吸引排出,不仅碎石效率高,而且结石清除效率也高。该设备体积小,需较宽的操作通道(图1-1-7)。

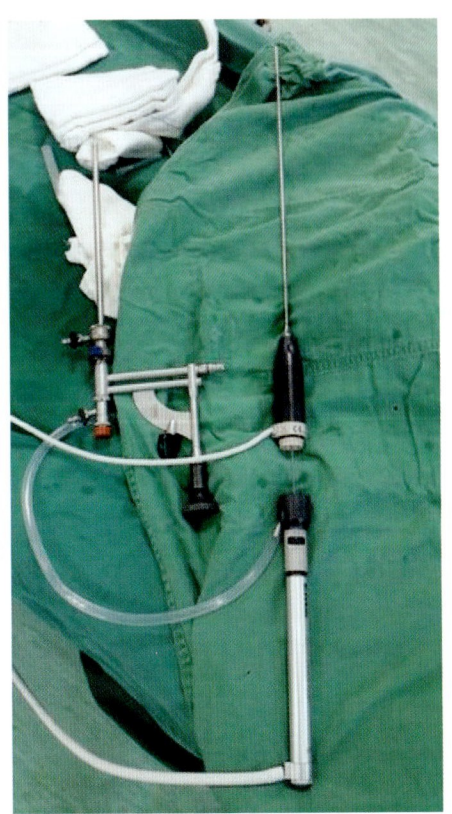

图 1-1-6 气压弹道

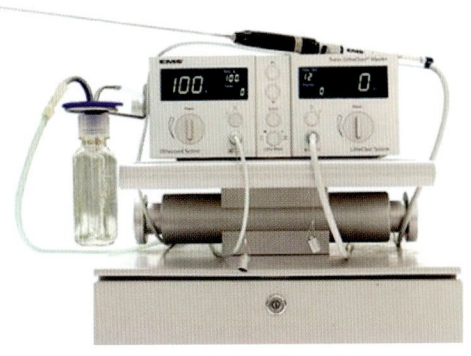

图 1-1-7 超声吸引碎石设备

七、导丝及输尿管支架管

(一) 导丝

导丝在泌尿外科腔内手术中的作用至关重要,它可起到支撑和引导作用。导丝通常由镍钛合金作为支架,该材料不易弯曲和扭结,表面覆盖亲水涂层,在湿润的条件下增加润滑度。泌尿导丝常用于指引内窥镜和支撑泌尿管路的置入。根据使用场景的不同,有的导丝尖端可存在不同程度的弯曲,用于进入刁钻角度的泌尿系统通道。常用导丝有白泥鳅导丝、超滑导丝(黑泥鳅导丝)、斑马导丝等(图 1-1-8~图 1-1-11)。

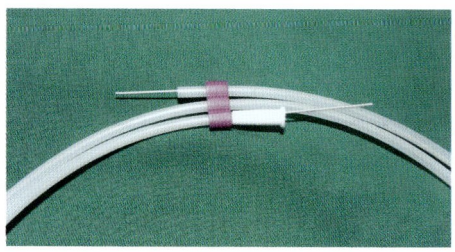

图 1-1-8 白泥鳅导丝

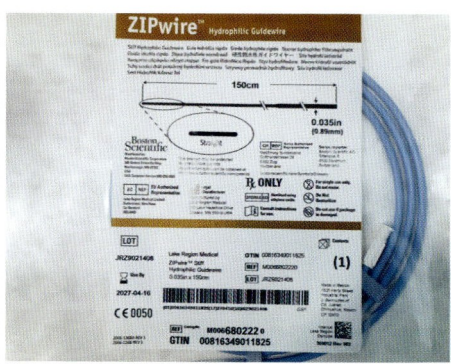

图 1-1-9 单头超滑导丝

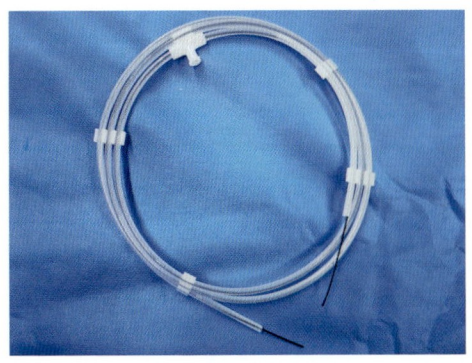

图 1-1-10 双头超滑导丝（一个直头、一个弯头）

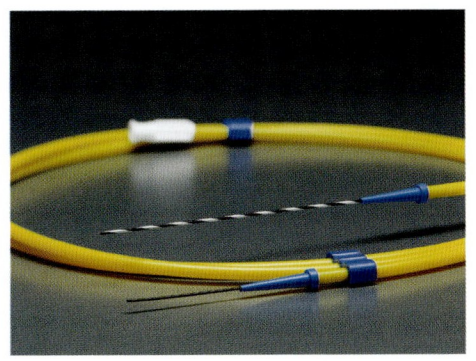

图 1-1-11 斑马导丝

（二）输尿管支架管

临床常用的输尿管支架管又称双猪尾硅胶输尿管支架，常用于输尿管肾盂连接处至膀胱的临时性内引流。顾名思义，输尿管支架管的一端置于上段的肾内，另一端则置于下段的膀胱内，通过特殊的"猪尾巴"结构固定于两端。输尿管支架管常使用生物材料硅胶制作，可根据功能不同在其表面覆盖不同的表面材料，达到抗结石、抗感染等目的（图 1-1-12 ~ 图 1-1-16）。

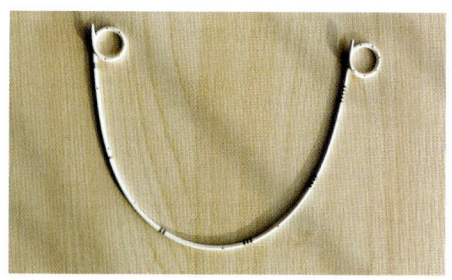

图 1-1-12 输尿管支架管(半年)

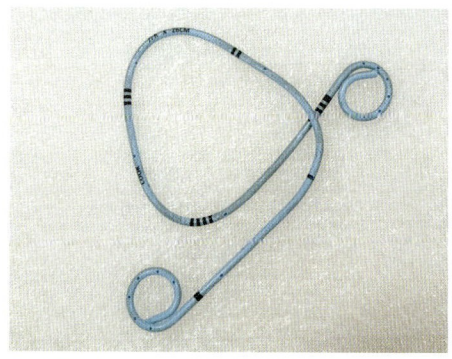

图 1-1-13 温控输尿管支架管(1年)

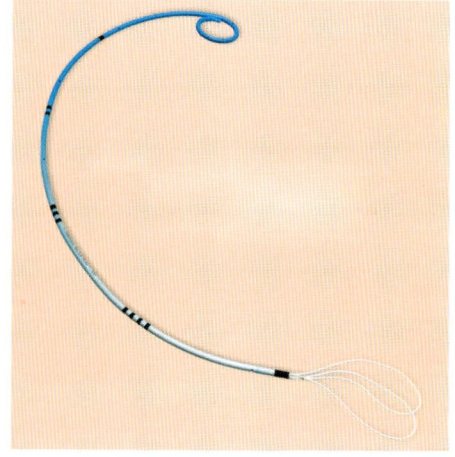

图 1-1-14 鱼尾输尿管支架管

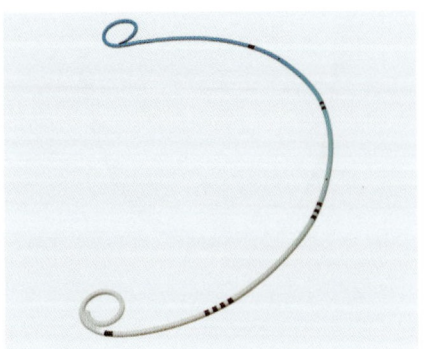

图1-1-15 输尿管支架管（1年）

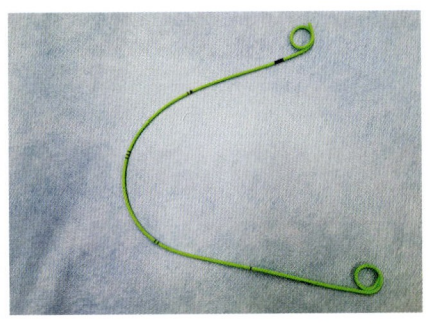

图1-1-16 输尿管支架管（抗结石）

输尿管支架管根据不同的直径有4.7 F、4.8 F、5 F、6 F、7 F等支架管，长度有24 cm、26 cm、28 cm。根据使用时间，又分为半年输尿管支架管和1年输尿管支架管。特殊的还有温控支架管，植入体内后随温度改变会变得柔软舒适一些。还有鱼尾支架管，对膀胱刺激小一些。需要注意的是，如果是从F8/9.8镜体内留置输尿管支架管，最好使用4.7 F、4.8 F支架管，5 F及更粗的支架管有可能会卡在输尿管镜体内推不上去。

（王滨帅 刘 可 邱 敏）

第二节 前列腺手术

经尿道前列腺手术,根据不同器械和能量装置的搭配可分为经尿道前列腺电切术、经尿道钬激光前列腺剜除术、经尿道蓝激光前列腺切除术等,具体介绍如下。

一、经尿道前列腺电切术

经尿道前列腺切除术(transurethral resection of prostate,TURP)是一种较安全、有效、微创的手术方法。它是指经尿道插入电切镜,在直视下切除前列腺突入尿道的部分。在该手术诞生之前,开放手术一直用于前列腺增生的治疗,后来 TURP 因损伤小、痛苦少、恢复快,成为目前前列腺增生治疗的"金标准"(图 1-2-1)。

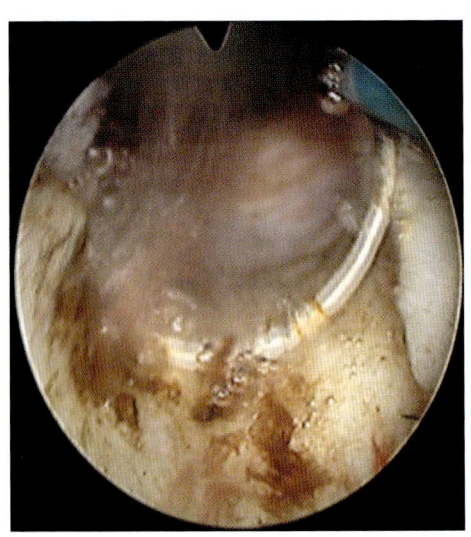

图 1-2-1 经尿道前列腺电切

（一）术前准备

1. 患者常见多为老年人，全身情况较差，且常伴有其他疾病（如高血压、心脏病及糖尿病等），因此术前对患者全身情况必须做全面而细致的评估。除一般体格检查外，应特别注意肝肾功能的测定。此外，心电图、胸部X线及心脏超声等检查也需要提前进行。如有肾功能不全者，应插导尿管引流膀胱，待肾功能好转后手术。

2. 术前患者常合并泌尿系感染，导尿可以改善上述情况，但长期留置导尿又可引起感染。为了减少术后伤口感染，术前可口服抗生素。

3. 膀胱镜检查，可直接观察膀胱状况、前列腺增生的类型和膀胱有无其他合并症（如结石、憩室等），但不需要术前常规进行。

4. 术前有可能的情况下，可行尿动力检查，明确膀胱功能情况。

（二）手术要点

1. 润滑尿道，冲洗膀胱。

2. 置入电切镜，插入电切镜时应沿尿道走行方向缓慢放入，过程中注意观察尿道情况，如是否有狭窄等。

3. 检查膀胱和后尿道，注意膀胱有无憩室、肿瘤和结石，观察三角区和左右输尿管口位置与增生的前列腺的关系、尿道内口形态、前列腺尿道长度、精阜、侧叶远侧缘与精阜关系及外括约肌等。

4. 耻骨上膀胱穿刺。膀胱充盈后，耻骨联合上一横指处膀胱穿刺置入引流套管，以引流术中的灌洗液。目前已不是常规穿刺造瘘，只要出水通畅就可以不做膀胱造瘘。

5. 切除顺序。不同手术医院的手术方法不一，但总体上分3个区切除：膀胱颈部、前列腺中部、前列腺尖部。

（1）小体积前列腺切除：首先6点处切出灌洗道，然后再行左右两侧叶的切除，12点处切除腹侧组织，最后进行前列腺尖部组织切除。注意保护精阜区和尿道外括约肌。

（2）大体积前列腺切除：首先6点处做中叶切除，1点或11点处切出标志沟，再分别切除两侧叶，12点处切除腹侧组织，最后进行前列腺尖部组织切除。注意保护精阜区和尿道外括约肌。

（三）注意事项

经尿道前列腺切除手术完成以后患者被送回病房，当天给予输液不要进食，术后第二天患者即可进流质饮食，引流尿液也会转清，一般经24~72小时即可拔除导尿管。以后除了出现不能排尿，排尿无力，并残余尿过多，或者出血等异常情况外，一般均不必再次插入导尿管。若手术过程顺利，患者术后4~5天即可出院。

在出院的第一个月内，患者生活上要小心谨慎，注意避免抬举重物，不喝酒，不性交，防止便秘。由于该手术后有延迟出血和感染的可能，因此患者要随时注意发现有无异常情况如尿血、尿急、尿痛、夜尿增多、尿线变细，尿内有无灰白色组织小块等。如果上述情况发生，则应随时返回手术医院复诊。

二、经尿道钬激光前列腺剜除术

本术式是在剜除镜的观察下，应用钬激光直射光纤，沿前列腺外科包膜与增生前列腺腺体之间的间隙，将增生的前列腺组织分块剥离和切除，然后使用组织粉碎器将在膀胱内的前列腺组织粉碎并吸出体外的手术，主要用于良性前列腺增生的治疗，英文简称为 HoLEP（holmium laser enucleation of the prostate）手术。

（一）术前准备及常用器械

术前准备大致同经尿道前列腺电切术。器械需要钬激光主机、激光光纤、组织粉碎器、剜除镜配操作手柄、视频摄像系统、20～22 F 三腔导尿管、生理盐水冲洗装置等。

（二）手术要点

1. 插入剜除镜　连接光源、摄像设备和冲洗管道，经尿道直视下置入剜除镜。尿道外口狭窄者需先行尿道扩张，必要时可切开尿道外口。采用生理盐水为灌注液，置入钬激光光纤，设定能量为 2～2.5 J，频率为 40～50 Hz（用于中叶和侧叶的剜除和止血），慎防折断光纤。手术过程中建议术者和患者使用激光防护眼镜，光纤在体外或手术操作暂停时需要将激光设置为"Standby"，防止激光对人体尤其是眼睛的损伤。

2. 观察解剖标志　观察双侧输尿管口、精阜、尿道外括约肌，估计膀胱颈到精阜的距离，注意前列腺各叶大小，对于三叶增生，要先处理前列腺中叶。如中叶较小或只有两侧叶增生，则采用两叶法剜除（图 1-2-2）。

3. 剜除中叶　分别沿 5 点和 7 点处由左右侧叶和中叶连接部所形成的槽沟打沟，从膀胱颈开始到精阜旁结束，深达外科包膜，将中叶分隔。在精阜上缘以光纤尖端垂直切开黏膜并向深部扩展，找到外科包膜平面，贯通 5

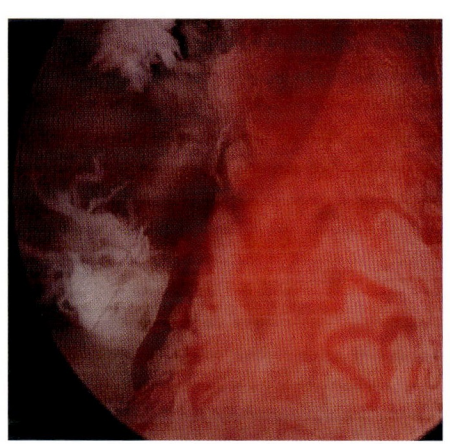

图1-2-2 前列腺增生的侧叶

点和7点处槽沟,以剜除镜镜鞘尖端沿外科包膜逆行撬剥中叶腺体,同时激光光纤以扫射方式扩展外科包膜平面直至膀胱颈,从5点或7点处向中间切开,将前列腺中叶剜除,并整块推入膀胱(图1-2-3)。

4. 剜除侧叶　HoLEP手术的关键点之一是在前列腺尖

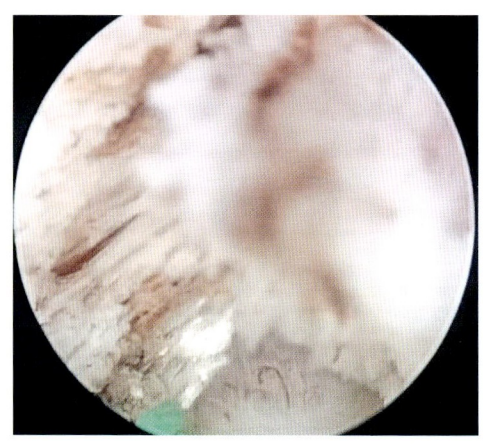

图1-2-3 钬激光切开至外科包膜,找到手术层面

部准确找到侧叶腺体与外科包膜之间的平面,这一步可通过切开精阜侧方的黏膜完成。注意不要切开至精阜远端,以免损伤尿道括约肌。推荐一次性剜除整个侧叶。剜除镜必须在腺叶与外科包膜之间保持楔形以提供反向牵引,这样能更好地观察正确的平面并帮助腺叶从外科包膜上剥离。

5. 处理前列腺尖部　当大部分侧叶被剜除后,还需离断尖部黏膜,需要用激光将该部位离断。由于这个位置与括约肌贴近,激光光纤须避开括约肌,注意保护括约肌,有助于术后控尿的保持。

6. 创面止血　仔细检查前列腺窝和其余创面,如有出血点,应确切地进行止血。通过激光的凝固作用达到止血效果。如若出血面广泛,还可更换等离子电切镜进行电凝止血。

7. 粉碎组织　保留镜体外鞘,退出内鞘和手件,连接组织粉碎器,将膀胱中剜除的组织完全粉碎,冲出体外(图1-2-4)。在粉碎期间两个进水口须持续灌注以保持膀

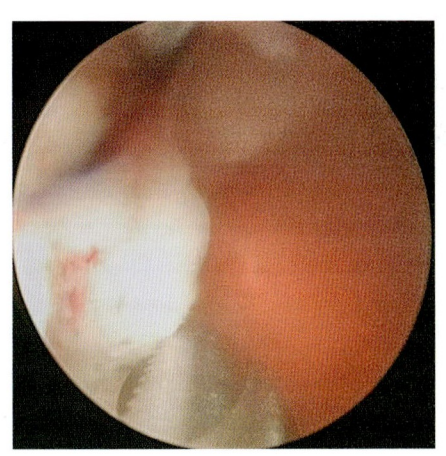

图1-2-4　粉碎前列腺组织

胱扩张，调整粉碎器位置使其位于膀胱的中心，避免损伤膀胱黏膜。

（三）注意事项

1. 出血和止血　术中加快切除速度，初学者可选择小体积前列腺进行操作；术后保持快速冲洗，避免血凝块形成；膀胱颈出血，可增加尿管气囊量至 20~30 ml，尿道外牵拉尿管压迫止血。

2. 损伤的防治　前列腺彻底剜除后，将剜除腺体推入膀胱进行粉碎，易造成膀胱壁误被吸入粉碎损伤，甚至发生膀胱穿孔。此时应立即停止粉碎，解除吸引，缓慢旋转松解粉碎套管刀，分离膀胱壁与吸引器粉碎口，切忌强行拔出粉碎器。

三、经尿道蓝激光前列腺切除术

蓝激光波长 450 nm，是目前已被应用于临床的各种激光中波长最短的一种。这使得该激光的组织吸收深度（penetration depth，PD）极小，可将激光能量全部作用于浅表组织。较高的能量聚集可使前列腺浅表组织产生汽化效应，而几乎无焦痂形成。这就使得蓝激光用于经尿道前列腺汽化切除术具有手术效率高、出血少、周围组织副损伤小等优点。由于手术时间短，对血流动力学影响相对较小，甚至可在静脉麻醉下手术，特别适用于高龄、高危前列腺增生患者的姑息性切除。而且该手术学习曲线较短，技术难度不高，因此很适合在区县级医院广泛开展。目前已正式投入临床使用的蓝激光配备有直出激光光纤和侧出激光光纤，激光功率最高可达 200 W，前列腺汽化效率高。通过适当降低功率，以及配合特殊硬质光纤,蓝激光也可实现对前列腺组织的切割效应。配合激光镜鞘钝性撬剥,可以进行蓝激光前列腺剜除手术。

(一)术前准备

术前准备大致同经尿道前列腺电切术。对于合适病例的选择应参考前列腺体积大小,以 80 ml 以下的中小体积前列腺为宜。由于术中多采用直出激光光纤,对于中叶突入膀胱的病例在去除中叶时存在误伤膀胱及输尿管口的风险,因此以双侧叶增生为主的前列腺更适合采用蓝激光汽化术(图 1-2-5),尤其是对于初学者而言。对于怀疑合并膀胱功能不佳或长期留置导尿管的患者,术前应行尿动力检查。

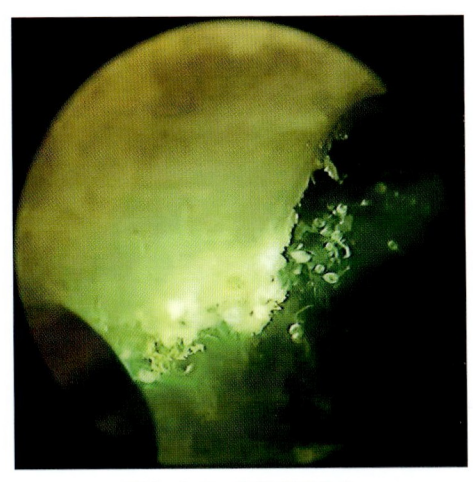

图 1-2-5　蓝激光汽化术

(二)所需器械

蓝激光主机、激光光纤(直出光纤、侧出光纤、40 W 硬质光纤)、视频摄像系统、激光切除手架及自循环外鞘

（26 F）、20~22 F 三腔导尿管、生理盐水冲洗装置以及灌注泵等。

（三）手术要点

1. 如前所述常规将观察镜置入尿道，观察精阜、尿道外括约肌、前列腺各叶增生的程度及形态，进入膀胱后观察双侧输尿管开口位置及其与前列腺各叶的毗邻关系。常规检查膀胱各壁以除外膀胱肿瘤。

2. 利用自循环外鞘形成持续冲洗。置入蓝激光光纤，调整汽化功率约为 150 W，同时开启连接于光纤的灌洗泵（为光纤降温用）。

3. 采用直出光纤连续出光，由中叶 6 点处向下汽化出一条标志沟，范围从膀胱颈部直至精阜近端。将中叶一分为二，同时定位汽化深度。

4. 将中叶分为左右两部分，分别连同左右侧叶，逐个采用层面汽化法进行汽化削切。由于蓝激光波长属于可见光范畴，因此当蓝激光激发时可在剜除镜前方形成一束光柱，其中肉眼可见光柱部分为近端 2 cm 左右。应采用光柱侧方做"抹面包"式往复运动，而非直对组织进行"钻洞"式汽化，以免汽化过深引起出血。注意削切方向和整体深度。此过程中膀胱应保持过度充盈状态，以避免激光热量向周围传导引起膀胱壁（尤其是后壁）损伤。

5. 处理前列腺颈部时，应适当下调功率，并时刻注意蓝激光激发后形成光柱的角度，避免误伤膀胱三角区、间嵴，特别是双侧输尿管口。

6. 处理前列腺尖部时，注意切除镜的定位，了解精阜和尿道外括约肌位置，切除镜勿超精阜远端平面，注意保护尿道外括约肌以及精阜。

7. 切除结束后，观察膀胱出口梗阻解除的程度、前列腺创面及保留的组织的平整度，以及是否存在活动性出血（图1-2-6）。

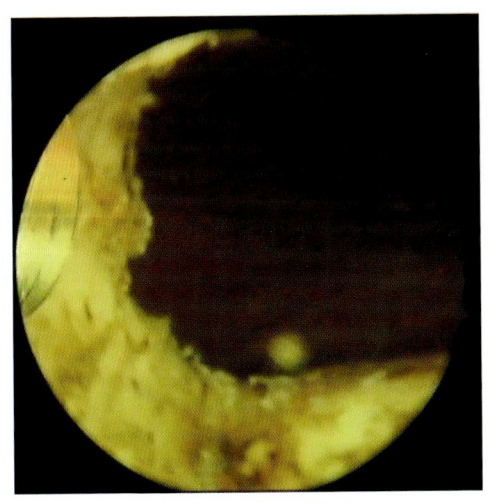

图1-2-6 汽化后效果

8. 撤镜后按压耻骨上膀胱，进行排尿及尿控测试，加压排尿顺畅，可自主控制排尿则手术效果好。

（四）注意事项

高功率蓝激光技术是一项我国拥有自主知识产权的新技术，可以实现以相对无血的方式汽化、切除前列腺组织。蓝激光用于治疗良性前列腺增生所致膀胱出口梗阻效果确切且相对安全。手术操作简单，容易上手，学习曲线短是其相较于其他激光手术的优势所在。蓝激光汽化术尤其适合高龄、高危、无法耐受常规激光剜除手术或电切手术的患者，是TURP和传统激光手术的一种有前景的补充手术方案。但术后仍然需要关注冲洗液颜色、有无出血，以及拔除导尿管后排尿改善情况。应根据患者的具体病情、前列腺大小、身体一般状况以及主观意愿来决定是否采用蓝激光前列腺汽化手术作为治疗方案。

四、术后护理及出院指导

（一）术后护理

1. 护理常规

（1）全身麻醉（全麻）护理常规：

1）体位：垫枕平卧。

2）保持呼吸道通畅，持续氧气吸入，观察患者口唇、甲床红润情况。

3）严密观察生命体征及病情变化并做好护理记录。

4）全身麻醉（全麻）清醒前要加强患者安全管理，防止坠床、脱管等不良事件发生。

5）观察有无恶心、呕吐、头晕等，有恶心、呕吐患者头偏向一侧，避免误吸。

6）饮食：术后返回病房6小时内禁食禁水，6小时后若无恶心不适，当日可进半流食。

7）常规并发症预防：

踝泵锻炼指导：①踝泵运动的频率：每日10~15次，每次20~30组，可安排不同的时间节点进行，每次3~5分钟。②进行踝泵运动时应该缓慢匀速，踝跖屈45°、背伸30°，每个动作保持时间3~5秒交替，预防下肢静脉血栓效果更好。

床上活动指导：卧床期间2小时翻身活动一次，预防压疮。

有效咳嗽、咳痰指导：应用腹式呼吸深吸一口气屏住，后进行短促有力的咳嗽，张口咳出痰液，咳嗽时收缩腹肌，可用手按压腹部，帮助咳痰，咳嗽、咳痰一次完成。

（2）硬膜外麻醉护理常规：

1）体位：去枕平卧6小时，头偏向一侧。

2）持续双鼻导管2 L/min氧气吸入。

3）术后6小时内禁食禁水，6小时后进普食。

4）观察双下肢感觉运动恢复情况。

5）观察患者有无恶心、呕吐、头晕等不适。

6）常规并发症预防：

踝泵锻炼指导：①踝泵运动的频率：每日10~15次，每次20~30组，可安排不同的时间节点进行，每次3~5分钟。②进行踝泵运动时应该缓慢匀速，踝跖屈45°、背伸30°，每个动作保持时间3~5秒交替，预防下肢静脉血栓效果更好。

床上活动指导：卧床期间2小时翻身活动一次，预防压疮。

2. 专科护理

持续膀胱冲洗的护理：

（1）膀胱冲洗液温度保持在32~34℃，预防膀胱痉挛的发生。将膀胱冲洗液单独悬挂于输液架上。

（2）膀胱冲洗液面距离床面约60 cm，有利于冲洗液流入膀胱。

（3）膀胱冲洗的速度根据引流出来的尿液颜色进行调整，色深则快，色浅则慢，冲洗过程中关注患者的不适主诉，若出现膀胱痉挛疼痛、小腹憋胀等情况立刻停止冲洗，判断情况，并通知医生处理。

（4）管路护理：应用管路固定敷料做好管路二次固定；保持管路通畅，避免导尿管受压、扭曲、牵拉，若出现导尿管堵塞，应进行正确判断与评估，必要时更换导尿管；防止感染，尿液引流袋悬挂于床边，低于身体平面，预防感染。

（5）关注患者面色、神志、不适主诉等，并做好记录。

（6）持续膀胱冲洗，于第二日晨停止冲洗。

3. **疼痛护理**

膀胱痉挛不适、尿道疼痛是前列腺手术后最常见的情况。疼痛的程度与手术情况及患者疼痛的耐受度有关，应用疼痛评分定时评估患者疼痛情况。可通过转移注意力的方式缓解疼痛。如果患者觉得疼痛较为剧烈（疼痛评分＞3分），应及时通知医生，采取必要的药物处理措施。遵医嘱给予适当解痉止痛药物，关注药物的不良反应，关注患者的用药效果，并做好评价和记录。

4. **管路护理**

（1）三腔导尿管护理：

1）妥善固定导尿管，应用管路固定敷料，采用高举平台法对导尿管进行二次固定，位置位于大腿内侧。

2）保持管路通畅，避免导尿管打折、受压、扭曲、牵拉、夹闭。

3）观察尿液颜色，心肾功能好的患者，每日饮水量达到 2000～3000 ml，保证每日尿量在 2000 ml 以上，一旦出现尿色鲜红、有血块、导尿管堵塞的情况，及时通知医生处理。

4）预防感染。引流袋悬挂位置低于尿道口位置，使用抗反流引流袋，每日用清水或肥皂水冲洗尿道口 1～2

次。留置导尿管期间，可能有下腹部憋胀感，甚至尿道疼痛，根据情况遵医嘱给予药物处理。导尿管一般在术后1～2天拔除。

（2）膀胱造瘘管：

1）妥善固定尿管，应用管路固定敷料，采用高举平台法对导尿管进行二次固定，固定于腹部。

2）保持管路通畅，避免导尿管打折、受压、扭曲等。

3）观察引流液颜色、性质并记录。

4）防止逆流。引流袋悬挂位置低于造瘘口，不能高于耻骨联合，防止尿液回流造成感染。

5. 活动指导

停止持续膀胱冲洗后，于第二日晨下床活动。首次下床活动在护士或家属帮扶下，先固定好引流袋再下地。年老体弱患者应床上坐起5分钟无不适后再下地，床旁站立5分钟无不适后再进行室内活动。如有头晕、恶心等不适，应延缓下地时间。翻身活动和下地时避免腰部过度用力，保护管路。

6. 并发症的护理

（1）术后出血：持续心电、血压、血氧饱和度监测，氧气吸入，严密观察病情变化，观察患者神志、意识、生命体征。开放静脉通路，保持膀胱冲洗通畅，必要时给予牵拉止血，遵医嘱留取血尿化验，对症用药治疗。

（2）经尿道电切综合征（transurethral resection syndrome，TURS）：持续心电、血压、血氧饱和度监测，氧气吸入，严密观察病情变化，观察患者神志、意识、生命体征及不适主诉，遵医嘱留取血尿化验，对症用药治疗。

（3）尿失禁：指导患者进行提肛运动，恢复控尿功能。

7. 对症治疗

抗炎、止血、解痉镇痛、补液、膀胱冲洗。

(二) 出院指导

1. 饮食荤素搭配，多吃蔬菜、水果，保持排便通畅，避免便秘，预防继发出血。少食辛辣刺激的食物，戒烟戒酒。

2. 适当进行户外活动及轻体育活动，增强体质，避免过度劳累。

3. 3个月内避免久坐和骑车，3个月内不能提重物。

4. 每日多饮水，心肾功能正常者，建议饮水量每日达到2000~3000 ml，保证每日尿量在2000 ml以上。日常做到多喝多排，定时排尿，不憋尿。关注尿液颜色，若出现尿液颜色鲜红、有血块并持续加重，以及排尿困难等情况，及时到急诊就医。

5. 术后1个月常规门诊复查排尿情况，或根据医嘱时间复查。若再次出现排尿困难、尿线变细等情况，及时到门诊就医。

（王滨帅　刘　可　张树栋　王　璐）

第三节　膀胱手术

经尿道膀胱手术常用的器械有膀胱镜、电切镜、激光等。膀胱镜可以进行探查、留置输尿管支架管，电切镜可以切除肿瘤，激光可以碎石，具体介绍如下。

一、膀胱镜探查、置管

膀胱镜检查术是最早用于观察膀胱内病变的检查之一。膀胱镜检查术是将膀胱镜从尿道直接插入膀胱,以观察其内部病变或行输尿管逆行插管造影,达到诊断和治疗目的。主要适用于:①诊断不明的膀胱、输尿管口或后尿道的疾病;②膀胱肿瘤、结石、异物等疾病的治疗;③输尿管插管手术等。

(一)麻醉方式

根据患者病情不同,常用的麻醉方式有尿道局部麻醉和半身麻醉。

(二)检查前准备

1. 向患者做好手术解释工作,取得患者的配合。
2. 全面检查,注意有无尿道及尿道口狭窄、骨关节有无畸形或下肢运动障碍。
3. 术前一天用肥皂水洗净外阴(男性包括阴茎、包皮及阴囊,女性包括大阴唇、小阴唇及尿道口周围皱褶处)。
4. 检查前嘱患者排空尿液。

(三)手术要点

1. 取截石位,外阴部清洁消毒。
2. 导入膀胱镜,根据性别不同,导入方式不同,男性注意生殖器生理弯曲和前列腺部操作。导入膀胱后抽出闭孔器,观察尿液性状。
3. 插入内窥镜,边充水边检查,按顺序检查膀胱内部。首先观察膀胱三角区,然后观察两侧输尿管口位置及有无肿物,其次按单一方向观察膀胱各壁(侧壁、前壁、顶壁等)。

4. 做输尿管支架管置入时，找到单侧输尿管口，沿管口插入导丝，深度因性别、身高而异，一般约 25 cm。沿导丝将输尿管支架管置入，推管将其推入输尿管口 3~5 cm 处，拔除导丝至支架管末端形成一个环状圆圈，大致表示支架管已至正常位置（图 1-3-1）。

5. 术毕，放出膀胱内液体，插入闭孔器，退出膀胱镜。

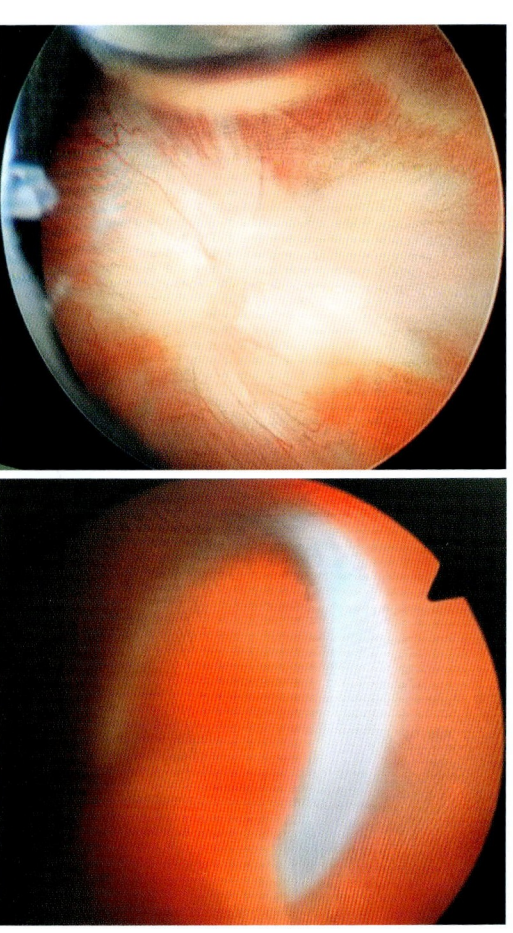

图 1-3-1　膀胱镜检查见手术瘢痕及置管

(四)注意事项

1. 操作要细致轻柔,尤其是在经过男性尿道前列腺部时,要感受前列腺增生情况及插入过程中是否有阻挡。

2. 充水时注意水温,勿过冷或过热。

3. 术后嘱患者休息,鼓励多饮水。

4. 注意观察病情,如有发热、剧烈疼痛或尿道大量流血,应立即给予处理,必要时留置导尿管,并给予抗生素,控制感染。

5. 可行 X 线检查了解支架管置入位置情况。

二、经尿道膀胱肿瘤电切术

经尿道膀胱肿瘤电切术是膀胱肿瘤诊治中非常重要的一种治疗手段,一方面可对肿瘤进行切除,另一方面还可对其诊断提供帮助。经尿道膀胱肿瘤电切术是治疗非肌层浸润膀胱肿瘤的基石,也是治疗除极高危的非肌层浸润膀胱肿瘤的首选方式(图 1-3-2)。

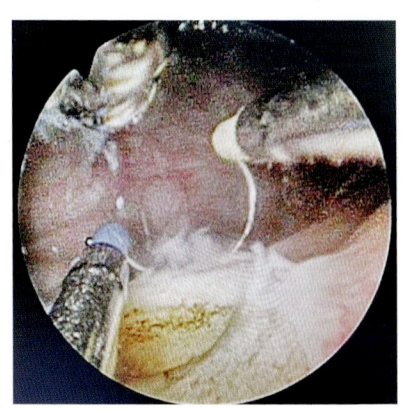

图 1-3-2 经尿道膀胱肿瘤电切术

（一）麻醉方式

常用的麻醉方式包括全身麻醉、硬膜外麻醉及联合闭孔阻滞的半身麻醉等。

（二）术前准备

大致同膀胱镜检查。另需要了解患者凝血功能等相关问题，告知术中术后出血风险等。

（三）手术要点

1. 对于原位癌，大多数病例需进行细致的检查。仔细检查膀胱壁，了解肿物分布情况和数量，对于可疑的原位癌区域进行选择性活检，不要求全部切除。

2. 对于扁平样肿瘤，可以采用窄带光源观察，有助于避免漏诊。

3. 对于外生性的肿瘤，需对其进行深达肌层的切除。对于直径 1 cm 以内的肿瘤，可将其与基底部分膀胱壁同时切除进行病理学检查，对于体积较大的肿瘤，选择分块切除直至露出正常的膀胱壁肌层。

4. 对于浸润性肿瘤，电切从肿瘤边缘开始，而后向中心移动，从表层向深层。

5. 切除完成后，对创面进行电凝止血，观察无明确出血后，可结束手术。

6. 根据肿瘤深度和切除范围，可在术后给予膀胱灌注化疗药物进行辅助治疗。

（四）注意事项

1. 膀胱肿瘤电切除术后，特别是浸润性癌切除后，切除区膀胱壁薄弱，因此术后需按切除范围，持续膀胱引流。

2. 如有术后出血，可在保持引流通畅的情况下进行膀胱冲洗。

3. 对于输尿管口外侧的肿物，在切除过程中容易产生闭孔神经反射，可采用点切的方式，避免反跳导致切除过程产生膀胱穿孔。

4. 切除标本尽可能包含肌层组织，其对病理诊断、危险程度评估和治疗方案修订至关重要。

5. 术后仍需注意有无出血可能，如遇血尿增加，还需进一步采取相关治疗。

三、经尿道铥激光膀胱肿瘤切除术

经尿道铥激光膀胱肿瘤切除术是膀胱肿瘤诊治中的一种新方法，传统的膀胱肿瘤电切不利于贯彻肿瘤外科中的无瘤原则，因此有专家提出使用整块肿瘤切除术，替代膀胱肿瘤电切。该方式对肌层组织保留率更高，而膀胱穿孔率和闭孔神经反射率更低。

（一）麻醉方式

常用的麻醉方式包括全身麻醉、硬膜外麻醉及联合闭孔阻滞的半身麻醉等。

（二）术前准备

大致同"经尿道膀胱肿瘤电切术"。

（三）手术要点

1. 手术区域常规消毒，经尿道置入膀胱电切镜，若尿道口狭窄可使用尿道扩张器适度扩张后进镜。

2. 电切镜进入膀胱后按照一定顺序观察评估肿瘤位置、大小、数量以及是否带蒂，观察双侧输尿管口位置与肿瘤的关系，尽量避免损伤输尿管口。

3. 若肿瘤与输尿管开口关系密切,术中存在损伤输尿管口或者需要切除部分输尿管口,则应提前于相应的输尿管内放置输尿管支架管,以防止管口挛缩导致上尿路积水。

4. 插入光纤,在肿瘤边缘0.5 cm处灼烧正常黏膜,标记切除范围,依据标记范围向深处切割至显露膀胱逼尿肌纤维组织,确认切割深度可完整去除肿瘤,沿逼尿肌纤维层次由近处向远处推动,将肿瘤整块切除(图1-3-3)。

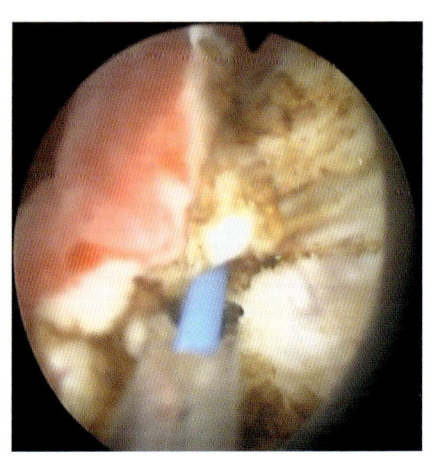

图1-3-3 膀胱肿瘤铥激光切除

5. 切除过程中可利用光纤末端及镜鞘稍抬起肿瘤,充分暴露视野,远处切缘切至肿瘤边缘外0.5 cm正常黏膜组织处,创面予充分止血。

(四)注意事项

1. 肿瘤直径≥3 cm、肿瘤数目较多的患者使用整块切除手术难度较膀胱肿瘤电切术增加。

2. 肿瘤位于膀胱颈等膀胱内特殊部位时,激光切除操作难度也会相应增加。

3. 整块切除后的肿物取出困难时,可借助相关工具(取石网篮等)将其从膀胱内取出体外。

4. 术后仍需注意有无出血可能,如遇血尿增加,还需进一步采取相关治疗措施。

四、NBI 在经尿道膀胱肿瘤手术中的应用

窄带成像技术(narrow band imaging,NBI)是一种增强成像技术,它能更好地观察富含血管的肿瘤组织,相比普通白光膀胱镜检查术,其对肿瘤和原位癌的检出率明显提高。窄带成像技术应用蓝光和绿光改善图像的对比性和可视性,可以更加清晰地观察病变。

(一)麻醉方式

常用的麻醉方式包括全身麻醉、硬膜外麻醉及联合闭孔阻滞的半身麻醉等。

(二)术前准备

大致同"经尿道膀胱肿瘤电切术"。另需要准备具有窄带成像技术的成像设备,包括摄像头和显示器。

(三)手术要点

局麻或硬膜外麻醉下,用 NBI 系统行膀胱镜检查。排空尿液后,冲洗膀胱并充盈,当膀胱壁无皱褶时,变换普通光及 NBI 近距离垂直位观察膀胱壁。先在普通光下观察膀胱黏膜病变(图 1-3-4);切换为 NBI 模式,对发现的深染色区域(NBI 阳性)组织进行检查(图 1-3-5),其后更换为电切镜,切除肿瘤组织。其中,以 NBI 照射下组织深染色为 NBI 阳性,正常黏膜颜色为 NBI 阴性。

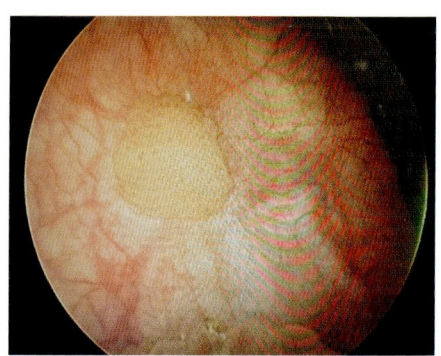

图1-3-4 白光下的膀胱肿瘤

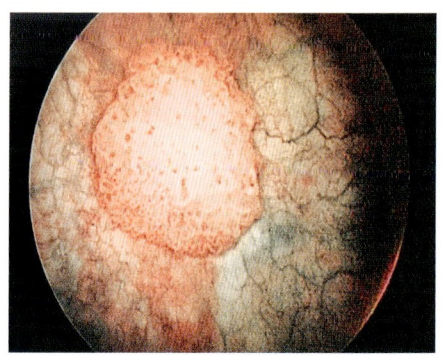

图1-3-5 NBI模式下的膀胱肿瘤,与周围正常组织对比更明显

(四)注意事项

窄带成像膀胱镜的应用对表浅膀胱肿瘤和原位癌的早期诊断及彻底治疗都具有积极作用,能够有效地提高手术切除率,降低膀胱肿瘤的残存率,减少术后复发率。对于使用窄光膀胱镜的远期效果,是否能够减少膀胱肿瘤患者术后膀胱灌注及膀胱镜检查次数还有待进一步研究及观察。

五、经尿道膀胱结石碎石取石术

经尿道膀胱结石碎石取石术是在膀胱镜直视下进行碎石的手术,常用的操作包括气压弹道、超声吸引、激光碎石等,配合生理盐水冲洗膀胱,排除结石碎渣。该术式安全、简便。

(一)麻醉方式

常用的麻醉方式包括全身麻醉、硬膜外麻醉等,一般选用后者。

(二)术前准备

1. 了解病史,全面体格检查,进行常规实验室检查和影像学检查。

2. 了解凝血功能情况,虽然膀胱镜碎石手术对于凝血功能要求并不高,但仍需注意患者抗凝药、抗血小板药物的使用情况。

3. 其余准备同"经尿道膀胱肿瘤电切术"。

(三)手术要点

1. 麻醉满意后取截石位,常规术区消毒。

2. 先做膀胱镜检查明确膀胱结石(图1-3-6)的形状和大小及膀胱内壁是否光滑,有无肿瘤。

3. 从尿道插入膀胱碎石镜,根据结石大小和质地选取不同的碎石设备,包括气压弹道、超声吸引、激光等。对结石进行碎石,根据术中情况选择将结石粉碎成粉末或大体积结石块。

4. 配合术中冲洗,冲出小的结石粉末和结石块。如发现无法冲出的大碎块,可将膀胱镜鞘接上 Ellick 冲洗器反复冲洗,吸出结石碎片。

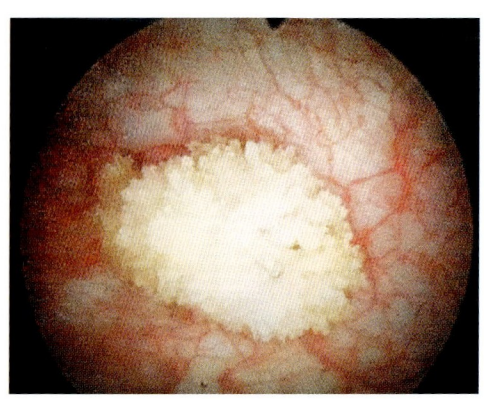

图 1-3-6　膀胱结石

（四）注意事项

1. 术中注意观察输尿管口的位置，避免碎石过程中损伤输尿管口造成尿路积水。

2. 注意将结石取出干净，避免术后结石嵌顿，导致尿道堵塞从而出现排尿困难。

3. 膀胱结石碎石术后可能会出现尿道损伤和尿道狭窄等情况，需要及时到医院就诊，进行相应治疗。

4. 膀胱结石一般会合并前列腺增生，可考虑同时切除前列腺。

六、经尿道输尿管口囊肿切除术

输尿管口囊肿是一种先天性疾病，临床上较为少见。单纯的输尿管口囊肿位于膀胱三角区，在男性患者也可滑入后尿道内，女性严重者可突出到尿道口外，造成排尿困难。输尿管口囊肿随输尿管的蠕动和尿流排出时大时小，位置也会随之改变。单侧输尿管口囊肿相对多见，但也有双侧病例的出现。经尿道输尿管口囊肿切除术，适用于单纯或正常位置的输尿管口囊肿。

（一）麻醉方式

可选择全身麻醉、硬膜外麻醉等。

（二）术前准备

常规影像学检查了解疾病特点，必要时可先行膀胱镜检查明确诊断。检查应明确其大小和位置，是否有恶性肿瘤存在可能。

（三）手术要点

1. 麻醉后取截石位，常规消毒铺巾。

2. 经尿道置入电切镜，先使膀胱充盈至约 250 ml。

3. 正确判断输尿管口囊肿位置和大小，可见输尿管口部位有半透明状膨出囊肿，囊肿表面有小的输尿管开口，囊肿内偶可见结石，囊肿表面可有出血点，囊肿大小可随输尿管蠕动及膀胱内压力大小而变化。

4. 进一步充盈膀胱至 300～400 ml 使输尿管口囊肿缩小，固定镜鞘，以环状电极在囊肿顶部上缘，由上而下移动，将囊肿切除。切缘距囊肿基底部 1～2 mm，勿损伤膀胱黏膜下段输尿管（图 1-3-7）。

5. 囊肿体积较大者，可分次切除。囊肿边缘出血以电凝仔细止血，勿灼伤输尿管开口。

6. 继发有囊肿内结石者，经尿道腔内碎石后排出即可。

7. 切除囊肿后留置输尿管支架管。

（四）注意事项

1. 术中膀胱镜需直视下小心置入，避免戳破囊肿。

2. 保持膀胱内低压力，以免囊肿受压塌陷导致后续操作困难。

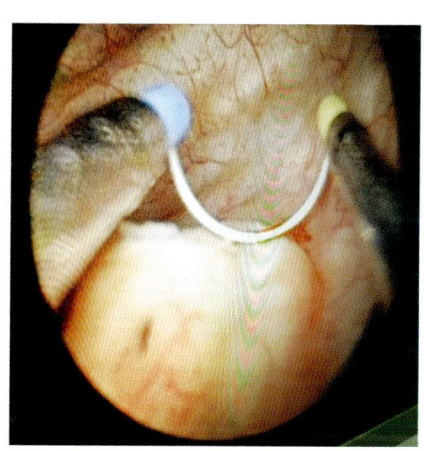

图 1-3-7 输尿管口囊肿切除

3. 尽可能在输尿管口喷尿、囊肿扩张时操作,若出现囊壁塌陷,可利用冲入水流使囊壁膨起后切除。

4. 避免电凝输尿管口,造成输尿管口闭锁,必要时也可采用激光进行相关手术,用以减少手术相关并发症。

5. 也可用激光切除输尿管口囊肿。

七、术后护理及出院指导

(一)术后护理

1. 护理常规

参见第一章第二节"术后护理及注意事项"。

2. 专科护理

参见第一章第二节"术后护理及注意事项"。

3. 管路护理

(1)三腔导尿管护理:

1)妥善固定导尿管,应用管路固定敷料,采用高举平台法对导尿管进行二次固定,位置位于大腿内侧。

2)保持管路通畅,避免导尿管打折、受压、扭曲、牵拉、夹闭。

3)观察尿液颜色,心肾功能好的患者,每日饮水量达到 2000~3000 ml,保证每日尿量在 2000 ml 以上,一旦出现尿色鲜红或血块、导尿管堵塞的情况,及时通知医生处理。

4)预防感染,引流袋悬挂位置低于膀胱位置,使用抗反流引流袋,每日清水或肥皂水冲洗尿道口 1~2 次。引流袋每 7 天更换一次。留置导尿管期间,可能有下腹部憋胀感,甚至尿道疼痛,根据情况遵医嘱给予药物处理。

5)拔管时机:膀胱肿瘤电切手术一般在术后 7~10 天拔除导尿管。对于膀胱碎石、膀胱镜检查、膀胱镜置管、输尿管口囊肿切开的患者,导尿管在术后 1~2 天即可拔除。

(2)输尿管支架管护理:

1)心肾功能好的患者,每日饮水量达到 2000~3000 ml,保证每日尿量在 2000 ml 以上。

2)观察尿液颜色,若出现尿色深红,有血块,且持续加重,需要及时处理。

3)定时排尿,不憋尿,避免尿液逆行回流造成逆行感染。

4)留置输尿管支架管期间禁止腰部剧烈活动,禁止负重,避免支架管移位。

4. 活动指导

参见第一章第二节"术后护理及注意事项"。

5. 并发症的护理

(1)术后出血:持续心电、血压、血氧饱和度监测,氧气吸入，严密观察病情变化，观察患者神志、意识、生命体征。开放静脉通路，保持膀胱冲洗通畅，必要时给予牵拉止血，遵医嘱留取血尿化验，对症用药治疗。

（2）术后感染：监测生命体征变化，如患者体温≥38.5℃，留取血培养，给予药物降温措施，做好高热护理（温水擦浴等），关注患者用药效果。监测血液生化结果，关注炎症因子变化，遵医嘱按时、按剂量、按浓度完成药物治疗。

6. 对证治疗

抗炎、止血、解痉镇痛、补液、膀胱冲洗。

（二）出院指导

1. 饮食荤素搭配，多吃蔬菜、水果，保持排便通畅，避免便秘，预防继发出血。少食辛辣刺激的食物，戒烟戒酒。

2. 适当进行户外活动及轻体育活动，增强体质，避免过度劳累。

3. 膀胱灌注：膀胱灌注前避免大量饮水，灌注前排空膀胱，使灌注药物在膀胱内达到有效浓度，灌注完让药液在膀胱内停留 0.5~2 小时，并进行体位转换，平卧、左侧卧位、俯卧位、右侧卧位，每个卧位坚持 5~10 分钟，保证药液与膀胱壁充分接触。灌注后大量饮水，灌注当天尿量尽量达到 2000 ml 以上，稀释药液，降低药物浓度，减少对尿道黏膜的刺激。

4. 若因膀胱灌注后出现泌尿系感染症状，如尿急、尿频、尿痛，及时就医治疗，必要时暂停膀胱灌注，直至感染治愈后再继续灌注。

5. 定期复查，遵医嘱按时复查膀胱镜和泌尿系 B

超，每3个月一次。

6. 若再出现血尿，及时就医。

7. 输尿管支架管置入：心肾功能好的患者，每日饮水量达到2000～3000 ml，保证每日尿量在2000 ml以上。定时排尿，不憋尿，避免尿液逆行回流造成逆行感染。留置输尿管支架管期间禁止腰部剧烈活动，禁止负重，避免支架管移位。遵医嘱按时拔管（1个月、3个月、半年、1年）。

8. 若需带导尿管回家，详见上述"管路护理 – 三腔导尿管护理"，带导尿管回家期间，可进行沐浴，沐浴时注意管路安全，防止导尿管脱出。

（王滨帅　邱　敏　田晓军　王　璐）

参考文献

1. 刘可，肖春雷，马潞林. 钬激光前列腺剜除术治疗良性前列腺增生的自学学习曲线［J］. 中国微创外科杂志，2016（1）：31-34.

2. 刘可，张帆，肖春雷，等. 低功率钬激光"七步两叶法"前列腺剜除术治疗良性前列腺增生［J］. 北京大学学报(医学版)，2019，51（6）：1159-1164.

3. 刘余庆，卢剑，肖春雷，等. 2μm连续波激光与经尿道膀胱肿瘤切除术治疗非肌层浸润性膀胱癌的比较研究［J］. 中国微创外科杂志，2013，13（1）：23-28.

4. 邱敏，颜野，田晓军，等. 窄带成像技术辅助经尿道膀胱肿瘤切除术［J］. 中国微创外科杂志，2018，18（10）：888-890.

5. 邱敏，田晓军，徐楚潇，等. NBI辅助TURBT治疗膀胱多发肿瘤的效果及手术经验［J］. 现代泌尿外科杂志，2019，24（12）：1000-1003.

6. 邱敏，徐楚潇，王滨帅，等. 窄带成像与白光在经尿道膀胱肿瘤切除术中的自身对照分析［J］. 北京大学学报（医学版），2020，52（4）：697-700.

7. 邱敏，刘沛，马潞林，等. 输尿管囊肿的诊治（附28例报道）［J］. 微创泌尿外科杂志，2013，2（4）：256-258.

第二章

输尿管镜手术

第一节　常用器械

一、输尿管镜

在输尿管内镜手术中,输尿管镜是最重要的器械,从结构上来说,有一体式输尿管镜,也有分体式输尿管镜,还有一些末端可弯曲的输尿管镜。我们最常用的是一体式输尿管镜。从输尿管镜的型号上来分,最常用的是8/9.8 F标准输尿管镜,如果输尿管狭窄,难以通过,可以考虑使用6/7.5 F细输尿管镜,以及4.5/6.5 F细输尿管镜(不同单位名称不同,如小儿输尿管镜、精囊镜等)(图2-1-1)。需要注

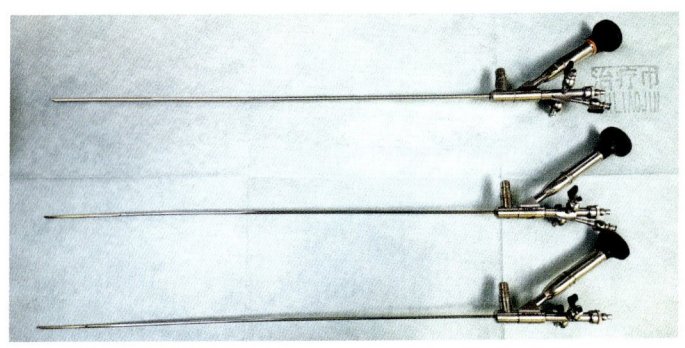

图2-1-1　从上到下分别为8/9.8 F标准输尿管镜、6/7.5 F细输尿管镜、4.5/6.5 F精囊镜

意的是，输尿管镜越细，操作通道就越窄，进水就越差，视野也越差，操作难度越大。

二、不同类型的阻石篮及套石篮

对于中上段的输尿管结石，由于碎石过程中需要打水才能使视野清晰，有可能会把结石冲回肾盂，而不得不改为软镜继续手术，可能增加治疗费用或将腰麻改为全麻。为防止输尿管结石上移，可以采用阻石篮。我们常用的阻石篮有 2 种：一种是 COOK 公司的勺状阻石篮（N-trap）（图 2-1-2），其末端可打开，打开后像一个勺子一样捞住结石，激光粉碎结石后还可以用阻石篮将结石捞出，节省套石篮的费用。另一种是波士顿科学公司的盘状阻石篮（stone cone，阻石锥），此种阻石篮打开时末端变成一个盘子将结石挡住，遮挡的范围比勺状阻石

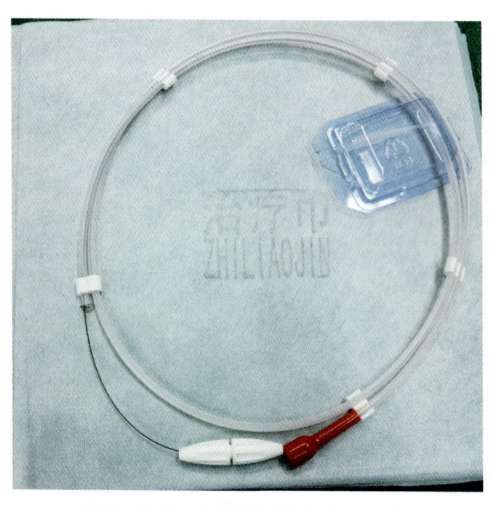

图 2-1-2　勺状阻石篮（N-trap）

篮大，但是不能捞取结石碎片（图2-1-3）。对于大块的结石碎片，可以用异物钳抓出，也可以用套石篮将结石取出。常用的有COOK公司的8 mm和11 mm的套石篮（图2-1-4）、伞状网篮（图2-1-5），还有波士顿科学公司的可以打开两次的Dakota套石篮（图2-1-6）。

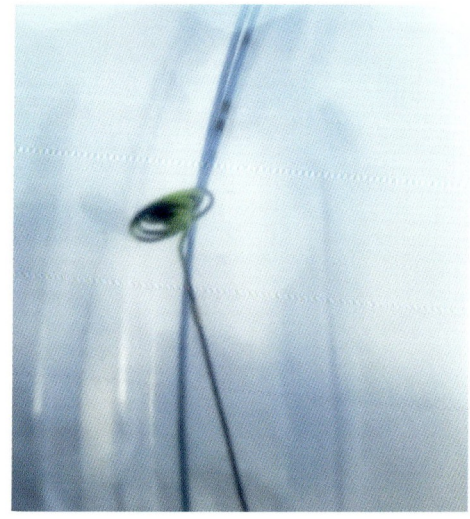

图2-1-3　盘状阻石篮（stone cone）

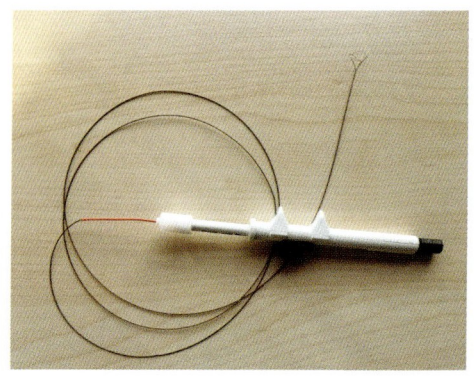

图2-1-4　8 mm套石篮

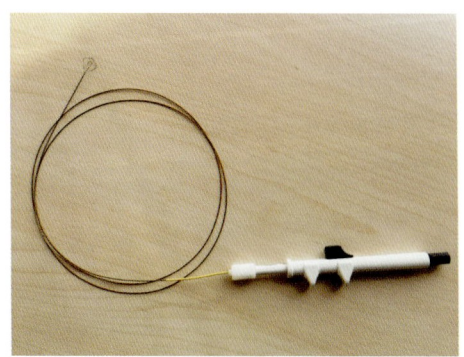

图2-1-5 伞状网篮

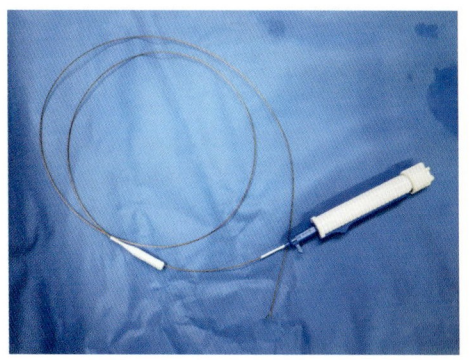

图2-1-6 Dakota套石篮

三、输尿管电切镜及电烧头

类似于处理前列腺和膀胱肿瘤的电切镜,输尿管也有电切镜可以处理输尿管息肉、肿瘤及狭窄,但临床上使用的较少。我们常用的是11.5 F的输尿管电切镜(图2-1-7)。如果没有输尿管电切镜,也可以采用电烧头做狭窄段内切开。电烧头(图2-1-8)本质上为输尿管镜下的单极电刀,使用期间需要配合甘露醇等不导电的灌注液,并在患者身上粘贴负极板。

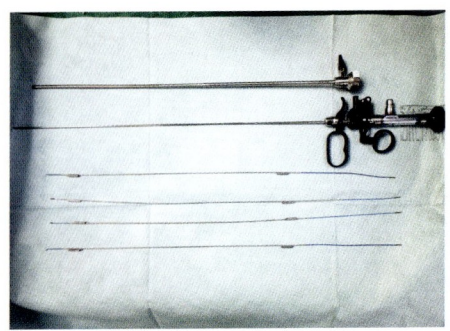

图 2-1-7　输尿管电切镜

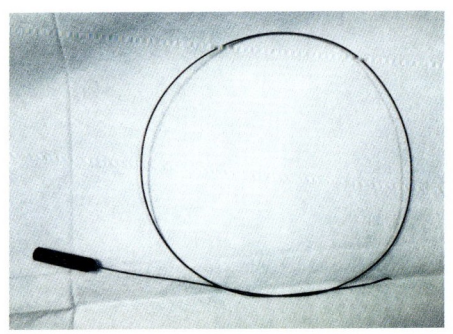

图 2-1-8　输尿管电烧头

（邱　敏　邓绍晖　张树栋）

第二节　输尿管手术

一、经尿道输尿管镜碎石取石术

（一）概述

手术是处理输尿管结石的有效方式，目前通过内镜手术处理输尿管结石技术已经非常成熟，但在手术前需要明确几点：①结石大小，有无手术适应证；②梗阻严重程度，有无肾积水；③结石滞留时间，有无采用过体外碎石措施；④CT是否可预估输尿管条件，是否合并输尿管狭窄。

1. 手术适应证 ①10 mm以上的结石；②6~10 mm的结石，体外碎石无效；③结石小于6 mm，滞留时间超过1个月，积水明显者。

2. 积水情况 如结石上方输尿管明显扩张，积水严重，术中要采用头高足低位，缓慢进水，防止结石上移至肾盂，同时备软镜。

3. 滞留时间 如结石滞留时间超过1个月，一般会有息肉包裹，特别是对于体外碎石后的病例，可能包裹会更严重，同时结石下方一般会有狭窄，术前应做好相应的准备。

4. 输尿管条件预估 由于术前一般不进行顺行或逆行输尿管造影，通过CT来评估输尿管条件较为困难。CT尿路成像（CT urography，CTU）的排泄期可以显影输尿管，但结石下方有可能造影剂不好通过，一般显影不佳，所以评估效果也有限。如果是6 mm以下的结石或壁内段结石长时间排不出来者，一般会合并输尿管狭窄，术中应准备细输尿管镜及精囊镜，并在术前谈话时告知患者可能本次手术不成功，有二期手术的可能。

（二）不同位置输尿管结石的处理

对于不同位置、不同大小的输尿管结石，术中碎石策略有所不同，以下将结合不同的病例进行分析。

1. 输尿管末端及下段结石

（1）输尿管末端是输尿管的第三个狭窄，对于此部位的结石，一般可以采用口服坦索罗辛进行输尿管扩张，同时大量饮水、活动，促进结石排出。但如果结石滞留时间超过1个月，同时有肾积水，一般应积极手术（即便是小结石），解除梗阻，保护肾功能（图2-2-1）。

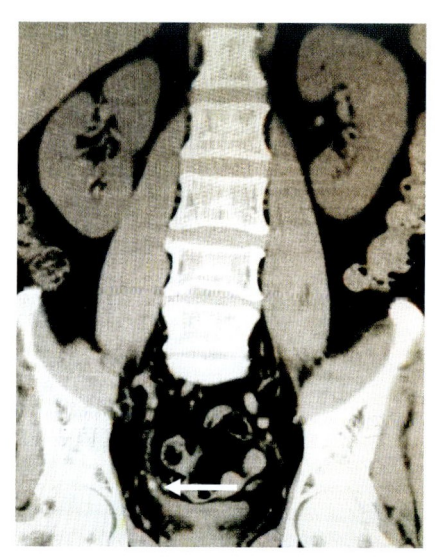

图2-2-1 输尿管下段结石（CT图像）

（2）末端结石最大的问题是输尿管口及下段进镜困难，以及没有碎石的空间。术中可采用COOK公司的超滑双头导丝（图2-2-2）。其一端为直头，另一端为弯头。手术过程中先用8/9.8 F输尿管镜在直视下经尿道进入膀胱，找到患侧输尿管口，用导丝直头进入患侧输尿管，如角度不好，可换弯头导丝进入输尿管。尽量用导丝将结石往上推1 cm，再用输尿管镜沿导丝进入输尿管。如操作空间仍有限，可将结石再往上推，同时保持头高足低位。如输尿管口狭窄，进镜困难，可换细输尿管镜或精囊镜同法操作（图2-2-3）。沿输尿管镜操作通道置入钬激光光纤，一般选择 0.6 J 的能量、30 Hz 的频率将结石粉碎后用异物钳或套石篮取出（图 2-2-4）。处理完结石后，一定要沿导丝探查至肾盂，观察有无残留结石以及有无输尿管肿物。最后沿导丝留置输尿管支架管。

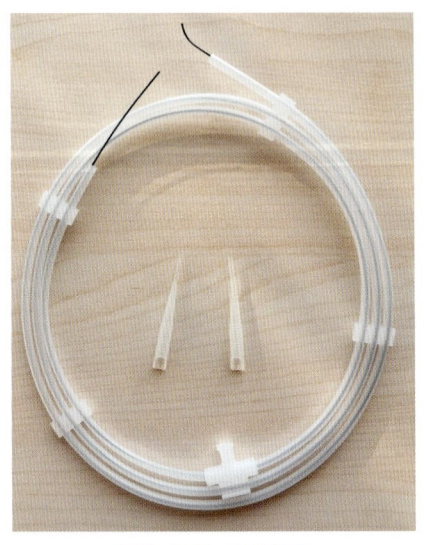

图 2-2-2　双头导丝

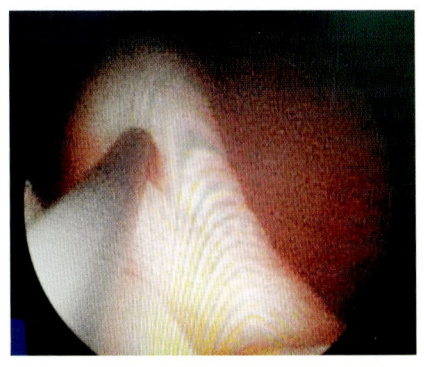

图 2-2-3　标准输尿管镜沿导丝进入输尿管困难

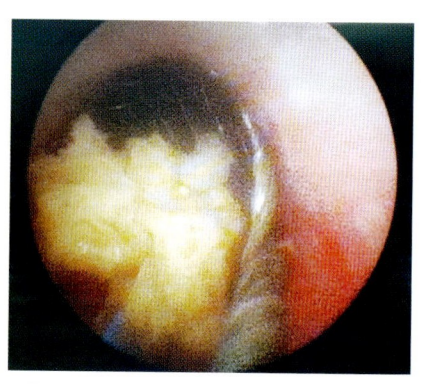

图 2-2-4　细输尿管镜扩张管口后沿导丝进入输尿管，留置阻石篮后钬激光碎石

（3）输尿管口进镜技巧：先将导丝置入患侧输尿管口，导丝上行 10 cm 左右，将输尿管镜翻转 180°，可见导丝位于输尿管镜上方并将输尿管挑起，边打水边旋转使输尿管镜前端沿输尿管走行方向进入输尿管，再将输尿管镜翻转至正常位置，继续上行探查。

2. 输尿管中上段结石

（1）对于输尿管中上段结石，特别是肾盂输尿管连接部的结石，最担心的问题是术中结石落入肾盂，此时输尿管镜就无法探及，需要使用输尿管软镜继续碎石操作，不仅会增加治疗费用，而且可能涉及麻醉方式的更改。特别是对于没有输尿管软镜的中心，就只能终止手术了。为了解决这个问题，我们常规使用勺状阻石篮，目前已成功完成数百例手术，极少数病例由于结石过大，或上方积水严重，勺状阻石篮的直径较小，容易导致碎片从缝隙中落入肾盂，此时可将输尿管镜进入肾盂，打开出水孔将肾盂积水放出，同时用勺状阻石篮将肾盂结石捞回输尿管上段继续粉碎。根据不同情况，也可用钬激光原位将肾盂结石粉碎后用勺状阻石篮捞出。多数病例可通过此种方法完成手术，如结石落入肾下盏，肾盂放水后仍无法探及，可更换为软镜碎石。

（2）手术流程：患者头高足低位，常规消毒铺巾后留置硅胶尿管，直视下用 8/9.8 F 输尿管镜经尿道进入膀胱，确认膀胱内无新生物，将导丝置入患侧输尿管，沿导丝上行至结石处，如遇到狭窄难以通过，可先留置安全导丝，再换 6/7.5 F 输尿管镜扩张后通过。看到结石后，从另一操作孔置入勺状阻石篮，越过结石后打开阻石篮，再往回拉住结石。退出导丝，沿操作孔置入 200 μm 光纤，选择 0.6 J 的能量、30 Hz 的频率将结石粉碎后（尽量粉末化），用勺状阻石篮将结石捞出。捞石过程中如遇到狭窄段，拉紧阻石篮，让阻石篮将结石卡在输尿管镜头处，即可通过狭窄段取出结石。如结石较大，可分次取出（图 2-2-5～图 2-2-7）。探查至肾盂，确认无残留结石后沿导丝留置输尿管支架管。

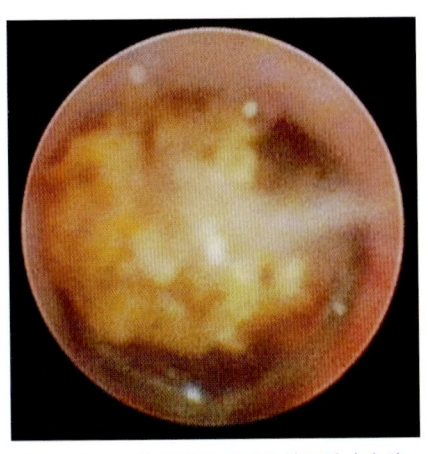

图 2-2-5　勺状阻石篮捞住结石防止上移

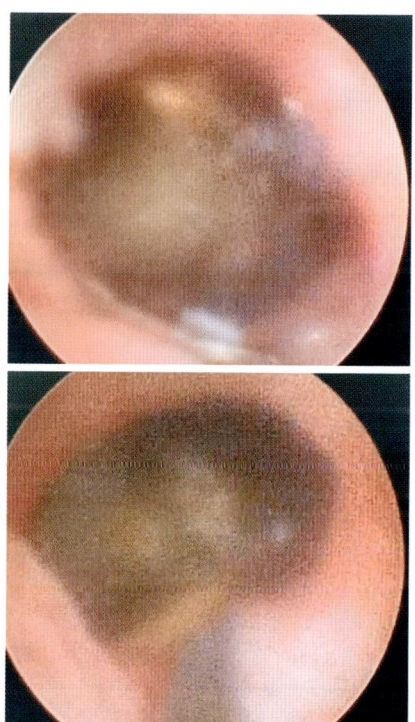

图 2-2-6 勺状阻石篮将落入肾盂的结石捞回输尿管（上图示肾结石，下图示结石捞回输尿管后）

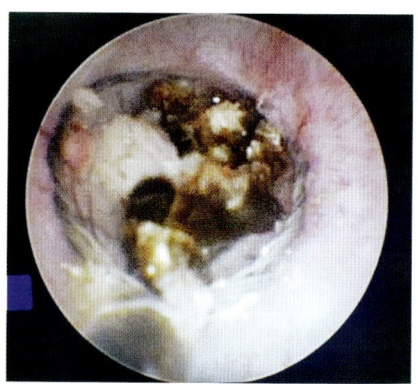

图 2-2-7 结石粉碎后用勺状阻石篮取出

（3）注意事项：

1）术中借助阻石篮拉稳结石，助手可以放心打水，不但能保持视野清楚，还可带走热量，减少热损伤，降低术后输尿管狭窄的概率。

2）如果常规捞石遇到输尿管狭窄环，勺状阻石篮无法通过，切忌大力拖拽，因有输尿管断裂的风险。可以尝试降低灌注流量，同时使用光纤搅动勺状阻石篮中的结石碎片，使一些碎石掉到勺状阻石篮外。此时尝试向输尿管近心端稍稍推动并收起阻石篮，其直径会缩小，再轻柔尝试通过。若上述操作仍无法通过，则说明该处狭窄较严重，建议在狭窄环上方继续碎石至粉末化。

3）早期使用者可能在碎石过程中损伤阻石篮的金属纤维，部分金属纤维损坏后会造成阻石篮无法控制收起，此时不建议继续使用，应保持空置状态，拉紧阻石篮，让阻石篮将结石卡在输尿管镜头处，退到体外。否则易造成结石碎片堆积在勺状阻石篮内，无法通过输尿管狭窄处。

（三）特殊情况的处理

1. 输尿管狭窄

输尿管结石合并狭窄的情况较为常见，手术操作最核心的原则是不要勉强进镜而损伤输尿管。如发现狭窄段连 6/7.5 F 输尿管镜都难以通过，则留置安全导丝，换 4.5/6.5 F 输尿管镜沿另一个超滑导丝进入输尿管并扩张通过狭窄段，充分扩张后再换 6/7.5 F 输尿管镜再次扩张狭窄段，上行至结石处留置勺状阻石篮进行碎石（图 2-2-8）。如 6/7.5 F 输尿管镜还是难以通过，则用 4.5/6.5 F 输尿管镜留置勺状阻石篮于输尿管，由于 4.5/6.5 F 输尿管镜只有一个操作通道，退镜后从勺状阻石篮旁再次进入输尿管，用钬

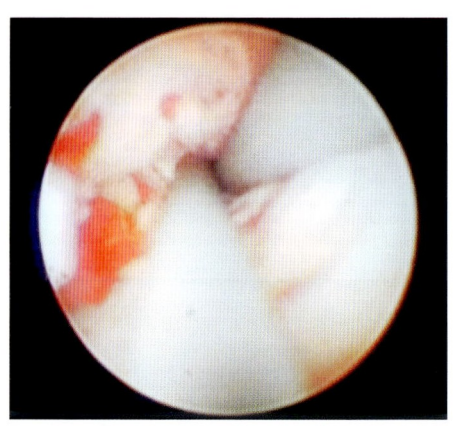

图 2-2-8　狭窄段仅容导丝通过，一根为安全导丝，另一根为输尿管镜顺着上行的导丝

激光进行碎石（尽量粉末化）。如发现狭窄段仅容导丝通过，最安全的方法是先留置输尿管支架管，保证引流通畅，2~4 周后再行碎石手术。根据病情，也可对狭窄段进行内切开、内扩张后再继续碎石，但此种方式风险较高。

合并输尿管狭窄者，如顺利完成手术，术后应尽量多留置一段时间输尿管支架管，以减少术后狭窄的风险。

2. 小结石

小于 5 mm 的结石，特别是输尿管上段的小结石，手术过程中非常容易落入肾盂（图 2-2-9）。而此类结石患者一般输尿管条件较差，一期软镜手术困难，如结石落入肾盂就只能留置输尿管支架管，二期再行软镜手术。这对于患者或医生来说损失都很大。此种情况可选择直接使用 6/7.5 F 输尿管镜或 4.5 F 输尿管镜。患者取头高足低位，尽量控制进水，缓慢上行至结石，用勺状阻石篮将结石捞住后拉回输尿管中下段再进行粉碎（如能取出就直接取出，可减少损伤，同时降低费用）（图 2-2-10）。

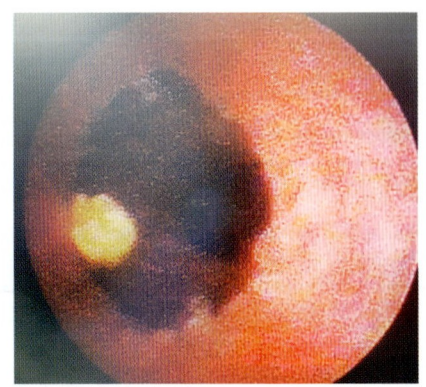

图 2-2-9 输尿管小结石

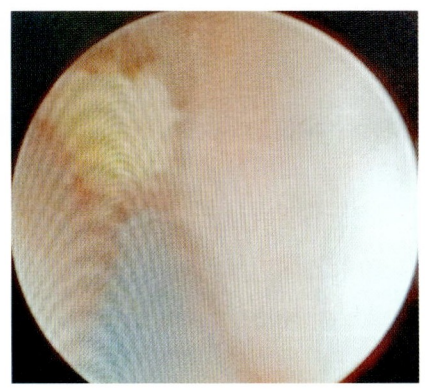

图 2-2-10 勺状阻石篮将小结石捞出

3. 多发结石

输尿管多发结石不多见,碎石难度主要取决于最上方结石的位置及大小(图 2-2-11)。如结石均位于输尿管中下段,则根据上述方法将结石分别粉碎即可。如最上方的结石位于肾盂输尿管交界处,一定要使患者取头高足低位,尽量控制进水,将下方结石处理干净后,再将勺状阻石篮拉住最上方结石进行粉碎。如处理完下方结石发现最

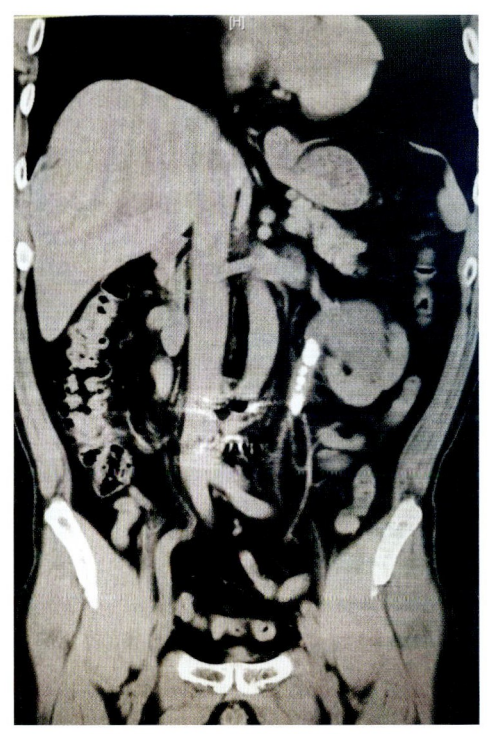

图 2-2-11 输尿管多发结石（5 枚）

上方结石已落入肾盂，可用勺状阻石篮将结石捞回输尿管后进行粉碎。此种情况需要备软镜，必要时可换成软镜碎石。

4. 肾盂结石

对于输尿管条件不佳，一期难以行软镜手术的肾盂结石患者，如输尿管镜能上行至肾盂，也可原位将结石粉碎后用勺状阻石篮或套石篮捞出，还可将肾盂结石捞回输尿管继续粉碎，将不同的技巧联合使用，可将肾盂结石用输尿管硬镜进行较好处理，避免二次软镜手术（图 2-2-12）。

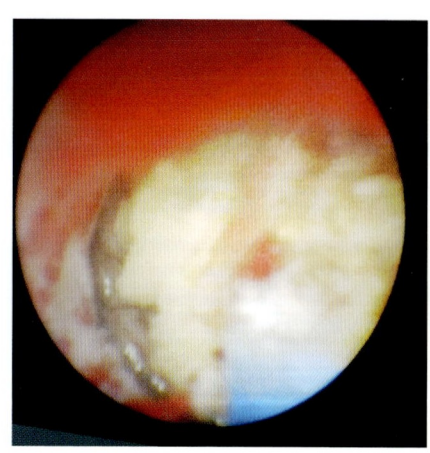

图 2-2-12　输尿管硬镜粉碎肾盂结石

（四）常见并发症及处理

1. 输尿管损伤

一般输尿管损伤都是因为暴力进镜所致，最好的方法是预防。如上镜阻力较大，甚至抱镜，应缓慢退镜，必要时停止操作，等待输尿管痉挛结束后再尝试退镜，更换更细的输尿管镜进行探查。如 4.5/6.5 F 输尿管镜都难以上行，应留置输尿管支架管，二期再处理结石。如只是输尿管黏膜损伤，可继续手术。如出现假道，甚至穿孔，应先留置安全导丝，再进行探查；如假道或穿孔的位置在中下段，最好留置输尿管支架管，二期再行手术；如假道或穿孔的位置在上段，可留置安全导丝后尝试继续碎石，术后建议留置输尿管支架管 3 个月。如出现输尿管黏膜撕脱甚至断裂，建议改为开放手术，即刻处理损伤部位。

2. 术后发热和感染

输尿管结石术后出现发热和感染较为常见，注意补液、降温及抗感染治疗可缓解。但如果出现感染中毒性休克,需要升级抗生素,监测生命体征、出入量,同时行血尿培养及药敏试验,根据药敏试验结果选择敏感抗生素。预防是关键,对于合并糖尿病的老年女性患者要非常小心,如术前尿常规白细胞计数升高,可考虑抗感染1周后再手术。如术中发现输尿管内有脓液流出,应留置输尿管支架管,终止手术。

3. 术后腰痛、支架移位

此种情况可能由于输尿管支架管刺激引起输尿管痉挛导致肾绞痛,可予间苯三酚、654-2等对症解痉治疗。同时复查泌尿系X线片,观察输尿管支架管有无移位。如输尿管支架管回缩,则需要用输尿管镜取支架(图2-2-13)。

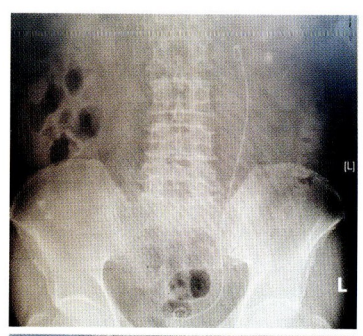

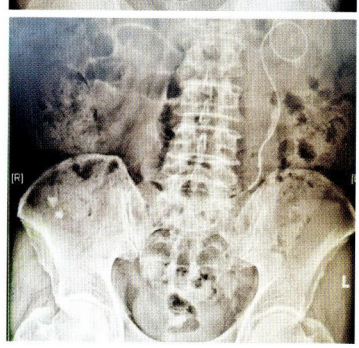

图2-2-13 输尿管支架管回缩(上图为术后1天,下图为术后1个月)

4. 输尿管支架管结石

置入输尿管支架管时间较长后，有的患者可能会出现支架管结石（图2-2-14），如为末端结石可用异物钳将结石夹碎；如在输尿管内的支架管结石较多，则需要激光碎石。

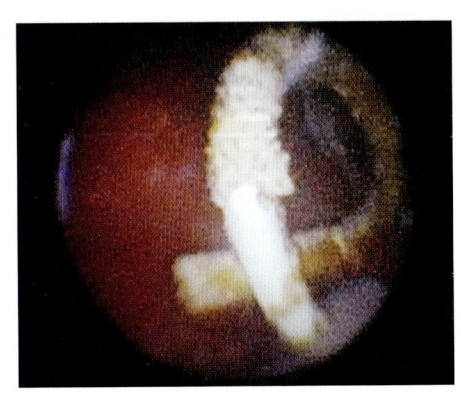

图2-2-14 输尿管支架管末端结石

5. 远期输尿管狭窄或闭锁

由于术中采用激光碎石，对输尿管黏膜会有热损伤，少数病例拔除输尿管支架管后会出现输尿管狭窄甚至闭锁。建议拔除支架管1个月后复查泌尿系超声，如发现肾积水，则继续行CT尿路成像（CTU）检查。如考虑狭窄或闭锁，应尽快手术。

综上所述，输尿管镜手术过程中需要精细操作，选择合适的导丝、输尿管镜、阻石篮及套石篮，应用不同的手术技巧，将结石取干净，留置合适的输尿管支架管，以使患者获得最好的治疗效果。术中要合理地使用激光的能量，避免损伤输尿管引起狭窄。

二、经尿道输尿管镜肿物切除术

输尿管肿物一般以输尿管癌较为常见,原发输尿管息肉罕见。此类疾病需要先行输尿管镜活检,根据活检结果再进行下一步治疗。对于输尿管癌,标准术式是肾输尿管全长+膀胱壁内段切除术。但对于一些特殊情况,如解剖或功能上的孤立肾,患者合并症多、身体较差难以耐受大手术,肿瘤为单发、分期及分级较低者,可以考虑行输尿管镜肿物切除术。以下将对输尿管镜活检、输尿管镜联合激光切除肿瘤以及输尿管电切镜切除息肉分别进行介绍。

(一)输尿管镜活检

输尿管肿物(图 2-2-15)和部分肾盂肿物可以通过输尿管镜进行观察、活检,手术过程如下:

患者取截石位,常规消毒铺巾后留置硅胶尿管,直视下 8/9.8F 输尿管镜经尿道进入膀胱,观察膀胱内有无肿物,如有可行活检或经尿道膀胱肿物切除术。如膀胱内无

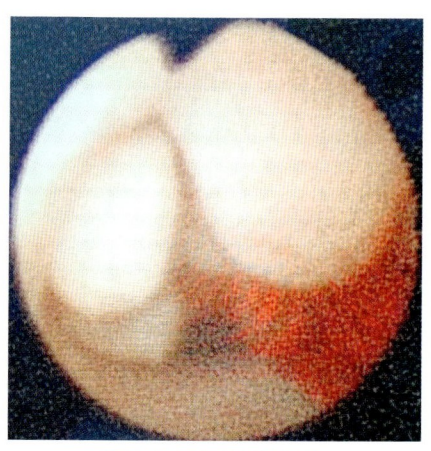

图 2-2-15 输尿管肿物

肿物，将导丝置入患侧输尿管，沿导丝上行探查至肿瘤处，观察肿物的外观及基底。用异物钳对肿物的不同位置进行活检（建议取 4~5 块组织，组织太少不利于病理诊断）。如输尿管狭窄，使用细输尿管镜无法置入活检钳，可用软镜活检钳或套石篮取活检。活检后继续探查至肾盂，留置输尿管支架管。

（二）输尿管镜下激光切除肿瘤

对于孤立肾的输尿管肿瘤（图 2-2-16），可以考虑采用输尿管镜下激光切除，手术操作如下：

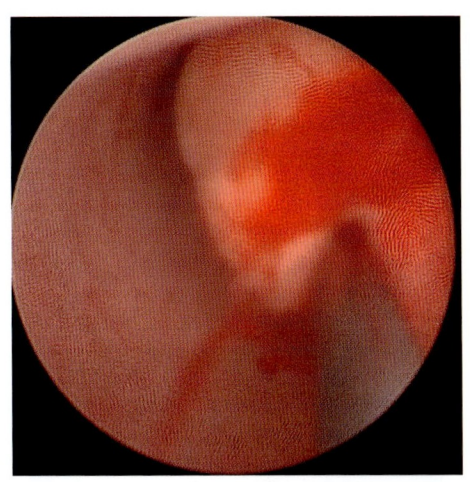

图 2-2-16　输尿管肿瘤

患者取头高足低截石位，常规消毒铺巾后留置硅胶尿管，直视下 8/9.8 F 输尿管镜经尿道进入膀胱，确认膀胱内无新生物，将导丝置入患侧输尿管，沿导丝上行至肿瘤处，看清楚肿物的外观及基底。退出导丝，沿操作孔置入 200 μm 光纤，选择 1 J 的能量、10 Hz 的频率距基底部

0.2 cm将基底切至肌层并完成剜除（图2-2-17、图2-2-18）。用套石篮将肿瘤完整取出。严密止血后留置输尿管支架管。术后3个月复查输尿管镜以观察有无复发。

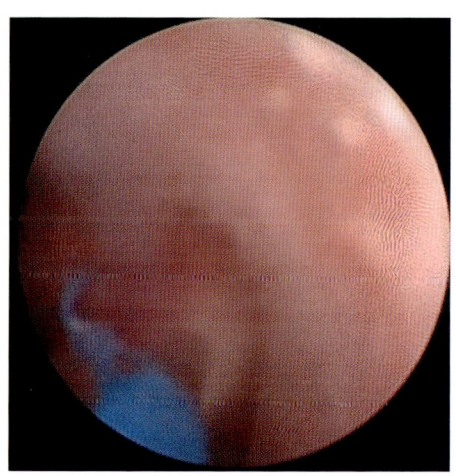

图 2-2-17　激光切除输尿管肿瘤

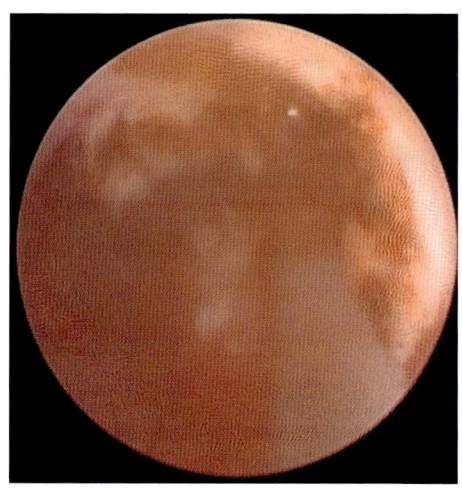

图 2-2-18　激光切除后创面

(三)输尿管电切镜切除息肉

对于输尿管良性肿物,如输尿管息肉,可以考虑用激光或者输尿管电切镜切除,手术操作如下:

患者取头高足低截石位,常规消毒铺巾后留置硅胶尿管,直视下8/9.8 F输尿管镜经尿道进入膀胱,确认膀胱内无新生物,将导丝置入患侧输尿管,沿导丝上行至息肉处,观察息肉大小及基底范围。用输尿管镜对输尿管进行充分扩张后留置安全导丝。换输尿管电切镜,沿另一根导丝上行至息肉处,如息肉较小,可用电切镜将基底部切除后用套石篮将息肉完整切除。如息肉较大,可用电切镜先将息肉主体切成小块后取出,再将基底部完整切除后取出(图2-2-19、图2-2-20)。严密止血后留置输尿管支架管。为防止输尿管狭窄,建议留置输尿管支架管3个月以上。拔管后定期复查有无肾积水。

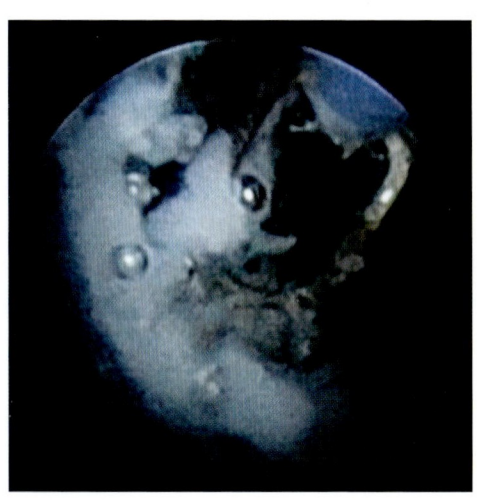

图 2-2-19 输尿管镜电切息肉

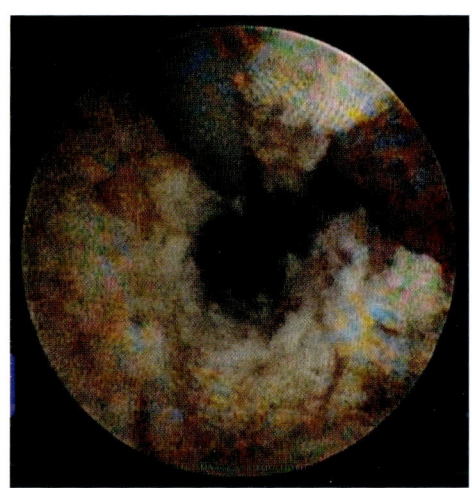

图 2-2-20 输尿管息肉电切后

三、输尿管狭窄段内切开

输尿管狭窄会引起不同程度的肾积水,如长时间积水可导致患侧肾功能不全。CT 尿路成像(CTU)是评估输尿管狭窄的常用方法,但很多时候可能会遇到狭窄段显影不佳的情况,必要时可选择逆行造影。利尿肾图是评估输尿管狭窄引起肾功能受损的常用方法,不但可以看到分肾功能损伤的严重程度,还可区分是机械性还是动力性的梗阻。结合 CTU 及利尿肾图可以评估患者是否需要手术治疗。

输尿管狭窄有很多原因,如先天性狭窄、炎症性狭窄、医源性狭窄等。比较常见的是肾盂输尿管连接部狭窄(ureteropelvic junction obstruction),肾盂输尿管离断成形术是治疗肾盂输尿管连接部狭窄的金标准。但对于一些狭窄不严重的患者,或者不能耐受大手术者也可以考虑行输尿管狭窄段内切开术。输尿管下段狭窄常见于妇科宫颈癌术后的患者，此类患者经过放化疗后狭窄可能会更严重，需要定期更换输尿管支架管。一般来说，如果狭窄段不超过1 cm，可以考虑行输尿管狭窄段内切开术、内扩张术，具体操作如下：

患者取头高足低截石位，常规消毒铺巾后留置硅胶尿管，直视下8/9.8 F输尿管镜经尿道进入膀胱，确认膀胱内无新生物，将导丝置入患侧输尿管，沿导丝上行至狭窄处，一般情况下标准镜无法通过。可先留置安全导丝，换4.5/6.5 F输尿管镜沿另一个超滑导丝进入输尿管并扩张通过狭窄段，观察狭窄段长度及上方扩张情况。换甘露醇冲洗，置入电烧头将狭窄段的12点、4点及8点处切开至合适深度，用镜体再次进行扩张。分别用6/7.5 F输尿管镜及8/9.8 F输尿管镜依次进行扩张。如扩张满意，可留置2根导丝，换肾镜直视下同步置入2根输尿管支架管。如镜体扩张不满意，可沿镜体置入球囊扩张器，直视下对狭窄段扩张5～10分钟，再留置2根导丝，换肾镜直视下同步置入2根输尿管支架管（图2-2-21～图2-2-23）。

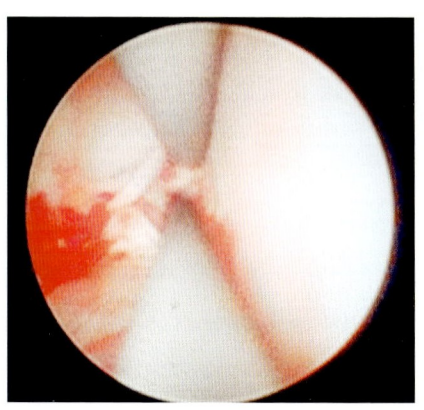

图2-2-21　留置安全导丝后上行至狭窄段

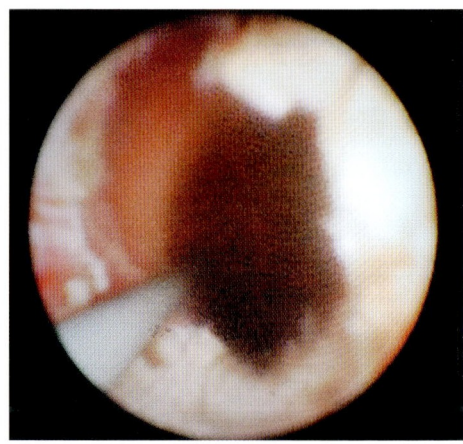

图2-2-22 输尿管狭窄段内切开、内扩张后效果

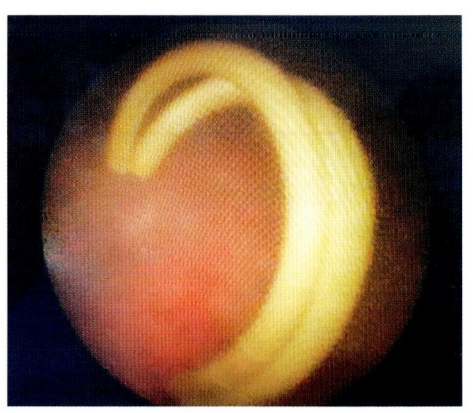

图2-2-23 留置2根输尿管支架管

支架管可选择1年抗结石管,半年后可手术复查狭窄段情况。如仍狭窄可再次进行内切开、内扩张。如复查扩张满意,可更换为1根输尿管支架管。3个月后拔除输尿管支架管,术后定期复查肾积水情况。

四、术后护理及出院指导

(一)术后护理

1. 护理常规

参见第一章第二节"术后护理及注意事项"。

2. 疼痛护理

参见第一章第二节"术后护理及注意事项"。

3. 管路护理

(1)导尿管护理:

早期导尿管引流可为淡红色,指导患者活动时注意不要牵拉压迫管路,留置尿管期间每日行导尿管擦洗。留置导尿管期间,可能有下腹部憋胀感,甚至尿道疼痛,根据情况可给予解痉药物处理。导尿管一般在术后 1~2 天拔除,拔除前通过泌尿系平片确定输尿管支架管的位置,拔除后提醒患者多饮水,不要憋尿,首次排尿可能会有尿道刺激症状。

(2)输尿管支架管护理:

参见第一章第三节"术后护理及注意事项"。

4. 活动指导

参见第一章第二节"术后护理及注意事项"。

5. 对证治疗

抗炎、止血、解痉止疼、补液、泌尿系平片检查

(二)出院指导

1. 多饮水,每天饮水 2000~3000 ml,保证尿色呈淡黄或无色,以利于结石的排出。

2. 由于患者体内有输尿管支架,带管期间避免剧烈活动(打球、快速跑跳、扭腰等),禁止重体力劳动和提

重物，腰部不要用力或过度弯曲，防止支架管移位或损伤输尿管。带支架管期间不要憋尿，防止尿液顺支架管倒流导致逆行感染。

3. 饮食荤素搭配，保持大便通畅，防止便秘。长期的便秘和腹压增大可能引起支架管的移位。通常情况下支架管侧腰部可有酸胀感，若大动作（排便、活动等）后突然觉得腰腹部疼痛难忍或有鲜血样尿，应及时就诊。

4. 按时拔管，输尿管支架管通常留置1~3个月，嘱患者按时门诊复查，预约在膀胱镜下拔除支架管。

5. 结石患者需要根据结石成分进行结石预防的健康宣教。

（邱　敏　邓绍晖　肖春雷　田晓军　王　璐）

参考文献

1. 邱敏，宗亚楠，邓绍晖，等. 勺状阻石篮在处理输尿管中上段结石中的应用［J］. 中国微创外科杂志，2020，20（12）：1114-1117.

2. 邱敏，宗亚楠，肖春雷，等. 经皮肾镜治疗肾结石合并肾盂及输尿管纤维上皮性息肉一例报告［J］. 中华泌尿外科杂志，2018，39（6）：471-472.

3. 吴红章，邱敏，卢剑，等. 后腹腔镜肾盂离断成形术治疗肾盂输尿管连接部梗阻的经验及中期随访报告［J］. 中国微创外科杂志，2014，14（3）：228-230.

第三章

输尿管软镜手术

第一节 常用器械

1964年，Marshall等最早使用9 F纤维镜观察输尿管中段结石，标志着输尿管镜的问世。此后，随着可操控末端弯曲结构和工作通道的添加，使得输尿管软镜具备了一定的干预性操作能力，现代输尿管软镜初具雏形。而输尿管软镜真正迎来广泛应用，则归功于其与钬激光等微创能量设备的结合，从而逐渐发展出我们目前熟悉的各类输尿管软镜技术。如今，随着一次性电子输尿管镜的普遍应用，越来越多的泌尿系结石乃至肿瘤患者有条件接受经自然腔道的微创治疗。输尿管软镜也在诸如智能控压吸引技术、窄带光谱显像技术等加持下，不断拓宽自身的应用范围，展示出了越来越强大的生命力。接下来将对输尿管软镜手术的常用器械做简单介绍。

一、输尿管软镜（纤维镜、电子镜、一次性软镜）

常用的输尿管软镜可分为纤维输尿管软镜、电子输尿管软镜和一次性输尿管软镜。它们共同的特点是：均由影像成像系统、弯曲控制机制和工作通道三部分组成。其中，影像成像系统决定了手术视野成像质量，弯曲控制机制决定了手术操作的可及范围和灵活性，工作通道则与术中灌注流量和可进行的操作种类密切相关。

纤维输尿管软镜、电子输尿管软镜和一次性输尿管软镜三者出现的前后顺序大致与输尿管软镜的发展进化脉络相符。不同单位所购买及使用的设备有所不同，下面对常用的输尿管软镜做一些介绍。

（一）纤维输尿管软镜

纤维输尿管软镜最主要的特点是其影像成像系统由精密排列的光导纤维组成（图 3-1-1）。纤维输尿管软镜的成像系统分为成像光纤和导光光纤。其基本物理原理为光线在可弯曲玻璃纤维中的全反射。成像光纤为在一组排列整齐的光纤前后分别加上玻璃透镜（物镜、目镜），即可完成手术部位视野的放大成像。镜身目镜可连接摄像系统，也可直接观看。需要指出的是，为了增加光纤的可弯曲性，提升内反射传导效率，成像光纤表面会包绕一层不

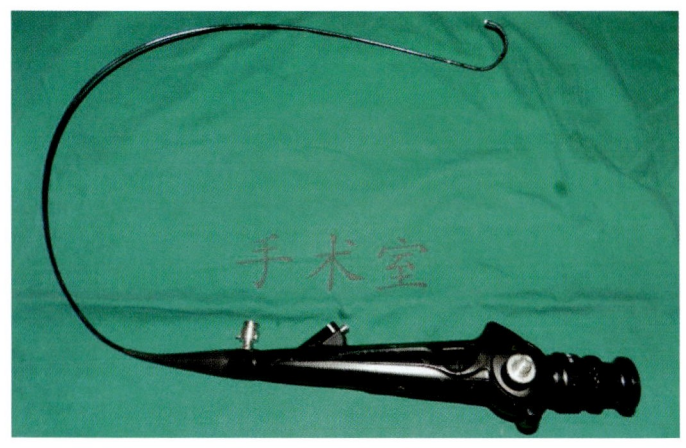

图 3-1-1　纤维输尿管软镜

同反射系数的玻璃纤维，这使得纤维输尿管软镜成像内部会出现蜂窝状网格，一般不影响术中观察或操作。导光光纤则为普通的光纤。

纤维输尿管软镜历史最为悠久，相关设计改良较为丰富，发展出了末端可以二次弯曲、双操作通道等型号，适用于复杂肾盏结构。工作通道均不小于3.6 F，可容纳如光纤、活检钳、异物钳等常见操作器械。但笔者个人体会，其缺点也较为明显，如成像光纤结构精密易损坏，造成多发点状视野缺失；术中需手动对焦；操作时需连接摄像头，镜身较重，长期操作术者稳定性不佳等。

（二）电子输尿管软镜

电子输尿管软镜最主要的特点为成像系统依靠镜体末端的微型图像传感器（CCD）或互补金氧半导体传感器（CMOS）芯片；光源则为镜体末端的二极管（图3-1-2）。

相较传统的纤维输尿管软镜，电子输尿管软镜具有自动对焦、像素高、工作寿命长、镜身重量轻等优点。成像

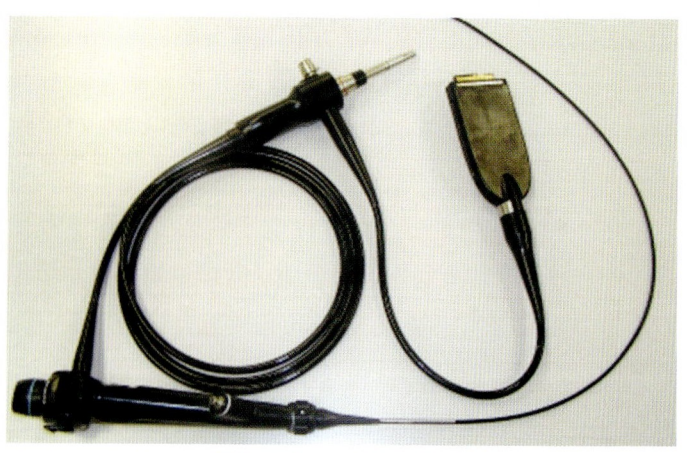

图3-1-2　电子输尿管软镜

和光源供给的信号传导均为电信号,随着电子元件的进步,如今无论是镜体还是与主机的连接线均较细,使用操作方便。缺点是购置成本较高,且使用过程中易损坏,维修费用较贵。

电子输尿管软镜早期由于成像元件体积限制,相同弯曲控制与工作通道情况下,电子输尿管软镜末端直径较粗。近年来,随着电子元件和技术的不断发展,电子输尿管软镜的尖端直径逐渐变细,也发展出了多通道和二次弯曲等技术。

(三)一次性输尿管软镜

一次性输尿管软镜出现较晚,但发展迅速。目前以一次性电子输尿管软镜为主,也曾出现过一次性纤维输尿管镜(Polyscope),多数情况下已不再使用。

一次性电子输尿管软镜解决了普通可复消输尿管软镜耐用性差的问题,不需要额外维修与消毒,节省了不同手术之间的衔接时间;所使用的材料更新,能达到更清晰的显像、更轻便的手感、更细的末端直径和更粗的工作通道;在经济学方面更有优势,美国梅奥诊所的一项研究比较了一次性 LithoVue 电子软镜与可复消的电子输尿管软镜,发现可复消的电子输尿管软镜使用超过 99 次后,经济成本才跟一次性软镜相近。

在一些特殊场景下,一次性电子输尿管软镜更具优势:如合并血液传染病患者(避免了软镜复消过程中消毒不严格引起的交叉感染)、结石负荷重患者(需要长时间激光碎石,损伤镜头风险高)、下盏结石患者(软镜弯曲角度大,控制系统损伤风险高)等。

常用的一次性软镜的型号有 7.5 F 和 8.5 F(图 3-1-3、

图3-1-4)。8.5 F的镜子更粗一些,配合前端可弯曲的负压吸引鞘弯曲的力量更大一些,镜体内的操作通道也更宽一些,置入器械后进水更好,缺点是只能和12/14 F及11/13 F的外鞘一起使用,再细的鞘就只能和7.5 F的软镜配合使用。其他还有一些特殊型号,如8.4 F、9 F软镜(图3-1-5)。整体来说,镜体越粗,弯曲带动鞘的力量越大,但镜鞘比可能越差。越细的镜体,镜鞘比越好,回水越好,但弯曲的力量越小,具体可以根据输尿管的条件及结石大小进行选择。

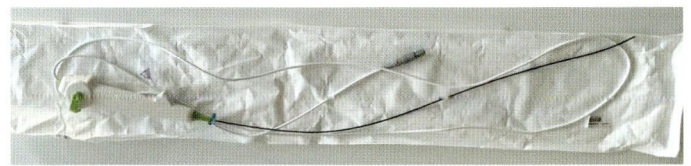

图3-1-3　7.5 F输尿管软镜(标准操作通道3.6 F)

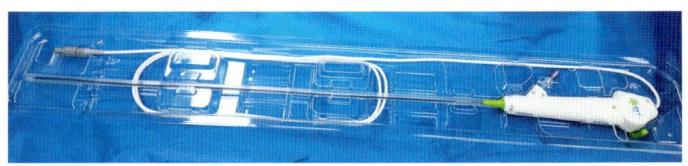

图3-1-4　8.5 F输尿管软镜(更大操作通道4.2 F)

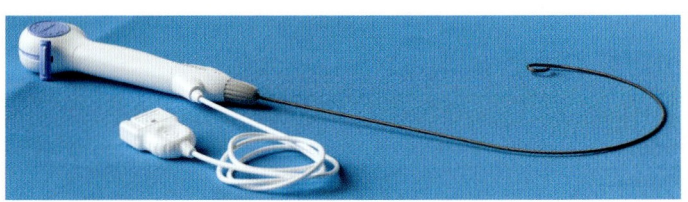

图3-1-5　9 F输尿管软镜

二、不同类型的输尿管通道鞘

输尿管通道鞘主要用于支撑输尿管，建立联通体外到肾盂的输尿管软镜工作通道。主要作用为：①更大量且更充分地引流肾盂内的灌注液，提高术野清晰度，降低肾盂内压；②便于输尿管镜进入肾盂，避免反复进出输尿管镜对输尿管壁及黏膜的损伤；③便于术中碎石排出。理论上不使用输尿管通道鞘也可完成简单的输尿管软镜肾盂肾盏探查，但操作过程中往往会出现置入困难、肾盂输尿管内灌注压力高、输尿管损伤风险增加等情况，仅在特殊情况下会尝试使用。

（一）输尿管通道鞘

输尿管通道鞘的结构分为鞘管和内芯，二者均为中空，末端呈锥形，可通过导丝，便于术中沿丝推进或造影。大多数鞘管外均带有亲水涂层，以减少输尿管与管鞘间的摩擦，保护输尿管黏膜。鞘管内和内芯表面也有亲水涂层，术前用水充分润滑，有利于通道鞘置入到位后顺利拔除内芯，以及操作过程中软镜的进出。所以，在操作前，用灌注用水充分润滑通道鞘内外，对其顺利使用至关重要。泌尿腔道虽为含水环境，但尿道、输尿管等结构并非全程含有尿液，输尿管通道鞘亲水面在未经水润状态下摩擦力高，且有一定黏性，盲目推进管腔极易造成黏膜撕脱，故切不可自以为泌尿腔道内为含水环境而忽略水润步骤。

输尿管通道鞘有着周径 9.5~16 F 不同型号，长度则有 55 cm、45 cm、35 cm、28 cm、20 cm、13 cm 等多种选择（图 3-1-6、图 3-1-7）。同一条输尿管通道鞘往往具

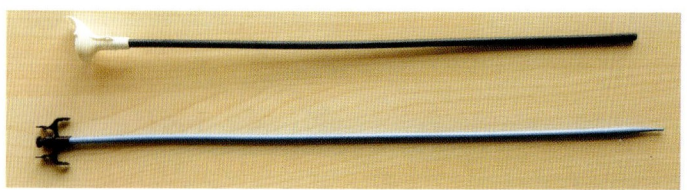

图 3-1-6　Cook 普通鞘

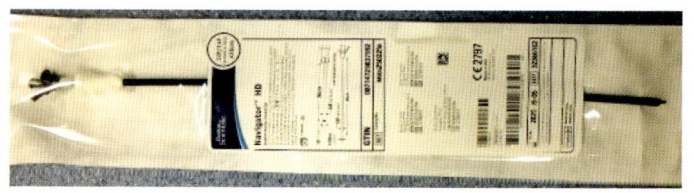

图 3-1-7　波士顿科学普通鞘

备两个周径，较小的为软镜鞘内径，较大的为外径，例如 12/14 F。如何选择需要根据患者的输尿管硬镜探查情况决定。其中，长度可通过测量输尿管硬镜自肾盂内退出至尿道口的长度来获得，但不同周径的选择主要依靠经验。初学者可多观摩有一定操作经验的术者的选择。笔者个人经验为，若用 8/9.8 F 输尿管镜探查输尿管时，无明显阻力或狭窄环，可选择 12/14 F 或以上的通道鞘。也有学者认为，输尿管软镜的型号与镜鞘比 ≤ 0.75 较为理想，能保证通畅的灌洗液鞘内回水，降低肾盂内压并保证视野清晰。

常用的通道鞘为单通道，也有输尿管通道鞘为双通道的设计，另一个通道鞘可放置安全导丝、术中造影或增加额外的灌注回流等。还有的能存在第三个通道来进行实时测定肾盂内压力。此外，区别于传统全长质硬的通道鞘设计，目前也有末端可弯曲的输尿管通道鞘，能协助输尿管软镜增加最大弯曲角度,或进入特殊角度的肾内结构,同时保护输尿管软镜的弯曲控制机制。

(二)负压吸引输尿管通道鞘及负压装置

1. 负压吸引输尿管通道鞘

负压吸引输尿管通道鞘目前被广泛应用于输尿管软镜手术。输尿管软镜通道鞘的末端负压吸引装置,能增加镜鞘内的灌注液回流速度,提供较普通软镜手术更清晰的术中视野,不仅可以进一步降低肾盂内灌注压力,降低围手术期尿源性感染的发生率;而且能提高取石效率,粉末化的结石能经由镜体和镜鞘之间的缝隙被吸出,稍大块的结石亦可以通过负压退镜操作主动取出,可提高术后早期的结石清除率,也能降低套石篮的使用次数。

可弯曲的负压吸引鞘与普通输尿管镜鞘的关键区别在于两点:肾盂端的可弯曲鞘管和体外端的负压吸引头(图 3-1-8)。

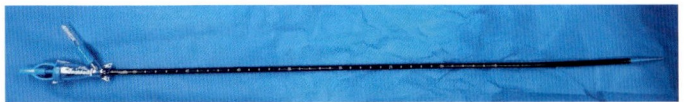

图 3-1-8 负压吸引鞘

肾盂端的可弯曲鞘管较常规的输尿管通道鞘长 5 cm 左右,置入管鞘前要注意比对硬镜探查所测量的输尿管长度,避免过长置入后刺穿肾盂。在碎石操作过程中,由输尿管软镜的主动弯曲与鞘管的被动弯曲相结合,输尿管软镜末端引导鞘管对准碎石部位,进行粉末化结石或结石碎块的吸引。如对于下盏结石,可使鞘管末端卡住下盏颈口，输尿管软镜再顺入下盏，进一步弯曲探查碎石，粉末化的残渣即可自颈口处被鞘管吸出（图3-1-9）。

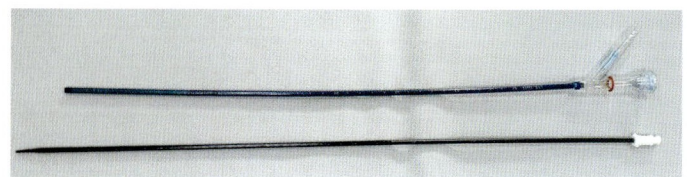

图3-1-9 前端可弯曲负压吸引鞘

负压吸引头有两个分支：一个分支连接负压吸引装置，并负责收集吸出的结石；另一个分支为阀门，用于镜体的进出。一般的负压控制器位于连接负压发生装置的分支上，有半自动式和手压式两种。二者都是通过控制鞘内与外界联通的孔径大小，间接调整鞘内吸引负压的强度。前者为可调节位置的塑料滑块，后者依靠手指对小孔按压力度的调整。

负压吸引通道鞘的缺点在于：①手动调节的负压吸引鞘不易找到吸引力度与软镜灌注液冲洗流量的平衡点，即便找到平衡点，也容易被不同术中情况（如操作空间变化等）影响而失去。负压吸引流速大于灌注速度后，会引起操作视野的迅速塌陷，增加黏膜损伤出血的风险。②一定程度的肾盂内空间有利于碎石操作，尤其对于积水明显的肾脏，长期积水造成肾盂内弹性下降，此时适度的肾盂内压力有利于空间的扩张。负压吸引装置虽然降低了肾盂内压力，但不易维持操作空间，往往需增加输尿管软镜的灌注流量。

目前可测压的三通道负压吸引鞘在一定程度上能解决

以上缺点（图3-1-10）。

2. 负压装置

智能控压的清石系统能根据通道鞘表面的感应器，实时测量肾盂内灌注压力，并反馈调节负压吸引强度，可设定需要的灌注流量和肾盂内压变化范围（图3-1-11）。但需要特定的智能控压灌注吸引设备和专用的输尿管通道鞘，术中通道鞘置入后，需连接压力传感器、吸引管道和灌注管道，设定相关参数并校准压力等操作，方可进行碎石。

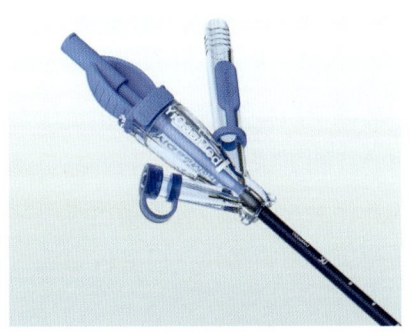

图 3-1-10　可测压的三通道负压吸引鞘

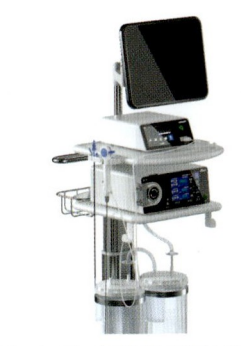

图 3-1-11　智能控压的清石系统

（邓绍晖　邱　敏）

第二节 肾盂及肾盏手术

输尿管软镜在肾盂及肾盏的手术中应用非常广泛，不但可以处理结石，还能处理肾盂肿瘤、息肉和肾盂旁囊肿，必要时还可以联合经皮肾镜一起操作。根据结石大小、位置和输尿管条件，可选择不同型号的外鞘以及负压系统。

一、经尿道输尿管软镜碎石取石术（套石法、钬激光）

患者取截石位，常规消毒铺巾。用生理盐水做冲洗液，经尿道置入 10 F 硅胶尿管。直视下经尿道置入 8/9.8 F 输尿管镜顺利进入膀胱。观察膀胱黏膜光滑无肿物，双侧输尿管口清晰。向患侧输尿管口插入导丝，沿导丝进入输尿管，探查至肾盂。退镜将导丝留置至肾盂，沿导丝置入输尿管通道鞘至合适位置后，置入输尿管软镜，探查输尿管上段、肾盂和各个肾盏，寻找到结石后，经输尿管软镜通道置入钬激光光纤（如选择粉末化可设置 0.6 J、30 Hz 能量为 18 W，如选择碎块化可设置 1 J、20 Hz 能量为 20 W，）将结石粉碎，用取石网篮取出其中较大的结石残片留作标本（图 3-2-1 ~ 图 3-2-3）。直视下退出输尿管软镜及通道鞘，留置导丝至肾盂，沿导丝顺利留置输尿管支架管。撤出输尿管镜，留置导尿管，术毕。

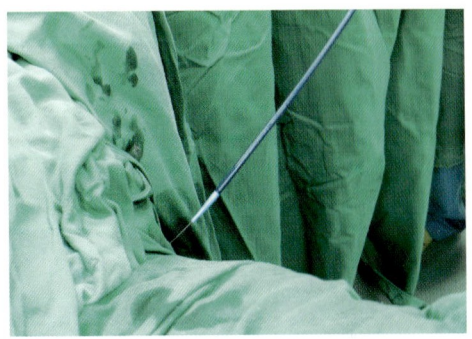

图 3-2-1　沿导丝置入输尿管通道鞘

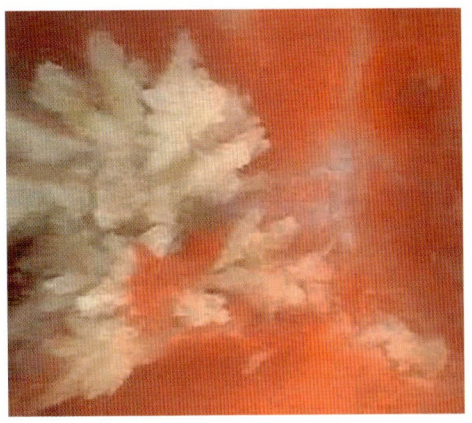

图 3-2-2　钬激光碎石

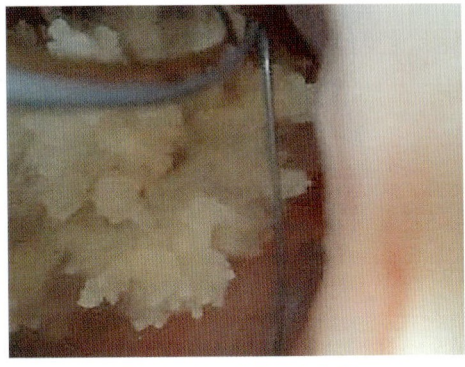

图 3-2-3　套石篮的使用

二、经尿道输尿管软镜碎石取石术(负压吸引法、铥激光)

患者取截石位,常规消毒铺巾。用生理盐水作冲洗液,经尿道置入 10 F 硅胶导尿管。直视下经尿道置入 8/9.8 F 输尿管镜顺利进入膀胱。观察膀胱黏膜光滑无肿物,双侧输尿管口清晰。向患侧输尿管口插入导丝,沿导丝进入输尿管,探查至肾盂。退镜将导丝留置至肾盂,沿导丝置入前端可弯曲负压输尿管通道鞘至合适位置后,连接负压吸引装置。置入输尿管软镜,调节负压吸引强度,维持灌注出入量平衡。最好能用负压吸引鞘吸住结石,经输尿管软镜通道置入铥激光光纤,设置为 0.6 J、30Hz,能量为 18 W,将结石粉末化,经通道鞘将结石粉末吸出并收集(图 3-2-4、图 3-2-5)。直视下退出输尿管软镜及通道鞘,留置导丝至肾盂,沿导丝顺利留置输尿管支架管。撤出输尿管镜,留置导尿管,术毕。

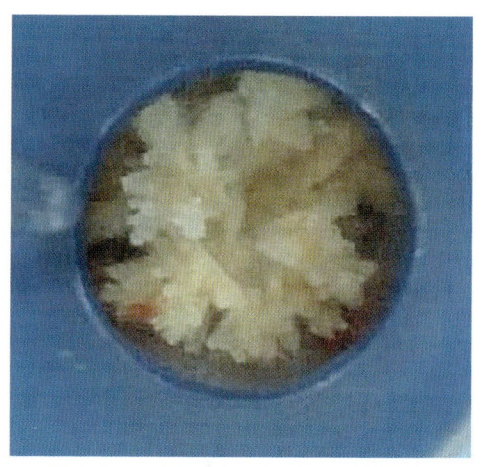

图 3-2-4 负压吸引鞘吸住结石用激光粉碎

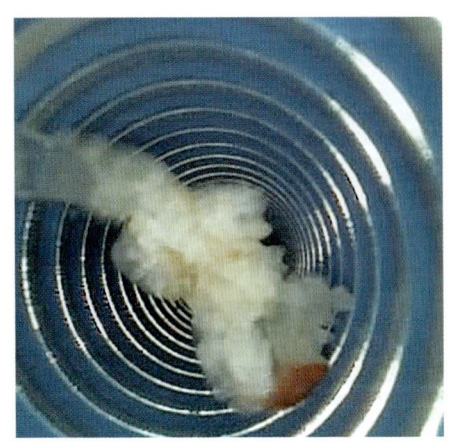

图 3-2-5 负压吸引将结石粉末吸出

三、经尿道输尿管软镜肾盂肿物活检术

输尿管软镜活检可用于肾盂肿物较小或肾盏内肿物用输尿管硬镜无法探及的情况。

患者取截石位,常规消毒铺巾。用生理盐水作冲洗液,经尿道置入 10 F 硅胶导尿管。直视下经尿道置入 8/9.8 F 输尿管镜顺利进入膀胱。观察膀胱黏膜光滑无肿物,双侧输尿管口清晰。向患侧输尿管口插入导丝,沿导丝进入输尿管,探查至肾盂。退镜将导丝留置至肾盂,沿导丝置入输尿管通道鞘至合适位置后,置入输尿管软镜,探查输尿管上段、肾盂和各个肾盏,寻找肿物。观察肿物位置、大小及外观,有无蒂,基底宽不宽。经输尿管软镜通道置入活检钳或套石篮取标本送病理(图 3-2-6)。

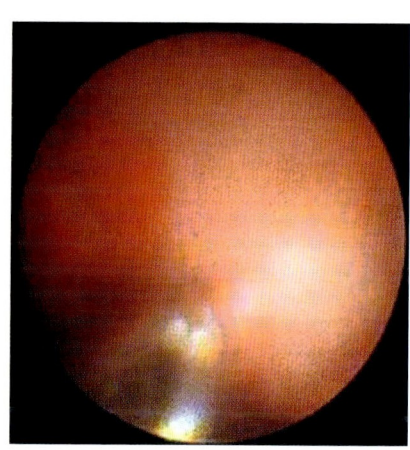

图3-2-6 肾盂肿物活检

四、经尿道输尿管软镜肾盂肿物切除术（NBI、铥激光）

患者取截石位，常规消毒铺巾。用生理盐水作冲洗液，经尿道置入10 F硅胶导尿管。直视下经尿道置入8/9.8 F输尿管镜顺利进入膀胱。观察膀胱黏膜光滑无肿物，双侧输尿管口清晰。向患侧输尿管口插入导丝，沿导丝进入输尿管，探查至肾盂。退镜将导丝留置至肾盂，沿导丝置入输尿管通道鞘至合适位置后，置入输尿管软镜，探查输尿管上段、肾盂和各个肾盏，寻找肿物。观察肿物位置、大小及外观，有无蒂，基底宽不宽。经输尿管软镜通道置入铥激光光纤，设置1.0 J，能量为30 W，沿肿瘤基底部将其完整（分块）切除，用取石网篮取出肿瘤留作标本。切换摄像主机为窄带蓝光模式（NBI），再次探查肾盂，寻找有无残留病灶，如有则继续使用铥激光切除并取出标本（图3-2-7、图3-2-8）。直视下退出输尿管软

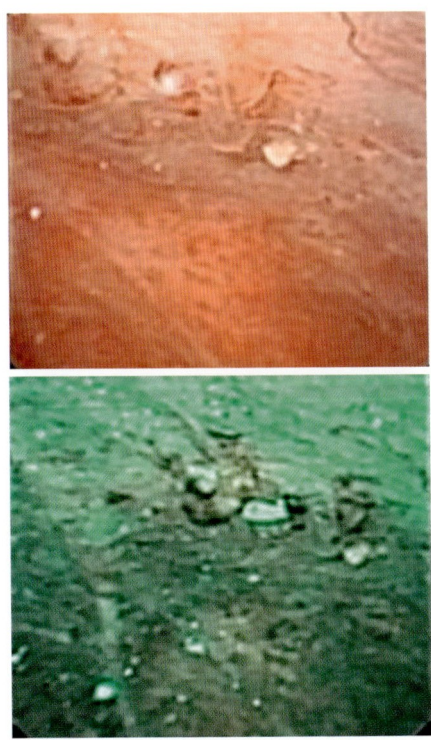

图 3-2-7 肾盂肿物（上图为白光，下图为 NBI）

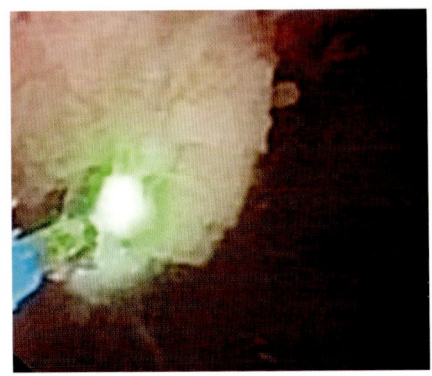

图 3-2-8 软镜切除肾盂肿物

镜及通道鞘，留置导丝至肾盂，沿导丝顺利留置输尿管支架管。撤出输尿管镜，留置导尿管，术毕。

五、经尿道输尿管软镜肾盂旁囊肿切开引流术

患者取截石位，常规消毒铺巾。用生理盐水作冲洗液，经尿道置入 10 F 硅胶导尿管。直视下经尿道置入 8/9.8 F 输尿管镜顺利进入膀胱。观察膀胱黏膜光滑无肿物，双侧输尿管口清晰。向患侧输尿管口插入导丝，沿导丝进入输尿管，探查至肾盂。退镜将导丝留置至肾盂，沿导丝置入输尿管通道鞘至合适位置后，置入输尿管软镜，探查输尿管上段、肾盂和各个肾盏，寻找肾盂旁囊肿压迫肾盂的位置，此处局部黏膜呈现淡蓝色。结合术前影像学检查所示囊肿与肾盏关系，大致判断软镜下囊肿压迫范围（图 3-2-9）。经输尿管软镜通道置入钬激光光纤，设置 1.0 J，能量为 30 W，找到囊肿压迫部位，将肾盂黏膜切开，可见囊壁。将囊壁切开，进入囊肿内，观察未见明显肿瘤。使用激光光纤在所压迫部位切除直径约 1 cm 肾盂黏膜及囊壁，使囊肿内部与肾盂充分连通（图 3-2-10）。直视下退出输尿管软镜及软镜鞘，留置导丝至肾盂及囊肿内，沿导丝留置输尿管支架管至囊肿内。撤出输尿管镜，留置导尿管，术毕。一般支架管至少留置半年，以避免切开的囊壁再闭合。

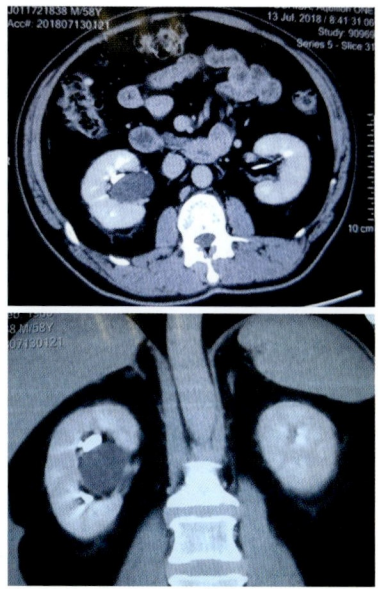

图 3-2-9　肾盂旁囊肿 CT 的水平位（上图）及冠状位（下图）（排泄期）

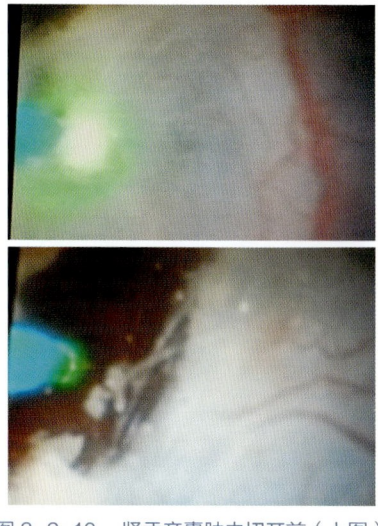

图 3-2-10　肾盂旁囊肿内切开前（上图）和切开后（下图）

六、输尿管软镜手术的麻醉改良及手术技巧

(一) 术前准备

围手术期尿源性感染是输尿管镜手术的重要风险,建议重视术前尿常规检查,若提示泌尿系感染,则应积极留取尿培养,经验性使用抗生素治疗1周后再行手术治疗。

可考虑常规先放置2周输尿管支架管,以扩张输尿管径、通畅引流,有助于碎石手术时选择型号较粗的软镜通道鞘,提高清石率并降低围手术期感染率。

(二) 麻醉改良

输尿管软镜手术一般采用全麻的方式,不能全麻的患者也可考虑硬膜外麻醉,但需要把麻醉平面打高一些,至少能覆盖肾脏。也有单位报道局麻下行输尿管软镜手术。

术前2周留置输尿管支架管可提高输尿管软镜手术的成功率,但带支架的一段时间也会引起患者的不适。如果直接全麻进行手术,又有一部分患者会因为输尿管狭窄不能行输尿管软镜手术,仅能留置输尿管支架管,本可以局麻解决,徒增了全麻的相关风险。为解决这个问题,我们团队对麻醉进行了改良:先采用局麻+强化镇痛的方式用8/9.8 F输尿管镜进行探查,如输尿管狭窄不能上行则留置输尿管支架管。如能顺利进入肾盂,则改为全麻,继续行输尿管软镜手术。这样既解决了提前留置支架管带来不适的问题,又降低了不必要的全麻风险。目前我们已经完成了很多病例,效果较好,约有1/5的患者输尿管不同程度狭窄,一期仅留置输尿管支架管。

（三）术中操作技巧

1. 手术开始时输尿管硬镜探查对后续软镜通道鞘长度的选择至关重要，可待硬镜探查至肾盂时，标记此时尿道口距离体外镜体末端的长度，然后缓慢退镜留置导丝。到硬镜完全取出时，测量标记处距离镜身尖端的长度，选择合适长度的通道鞘。在通道鞘沿导丝置入体内前，将通道鞘尖端与硬镜尖端对齐，找到通道鞘末端与硬镜末端标记处对齐的位置并标记，是为推进通道鞘时的长度。

2. 推进通道鞘之前，务必水润鞘身及内芯，不建议用手直接接触并捋动鞘身，以免对表面涂层产生干扰。推荐将内芯拔出后与外鞘并排放置，用小杯浇水润滑。润滑完成后的通道鞘要及时沿导丝推进体内，避免水分蒸发后润滑效果消失。

3. 置入通道鞘时，发力要"温和"，即缓慢但持续，推进力度忌快速变化。遇到阻力需要结合之前硬镜探查所见输尿管情况，若为狭窄环或肌肉收缩，要有耐心，缓慢持续推进。若不确定是否在管腔内，可移动导丝，看其是否能自由活动，若不能自由活动，则提示导丝受力打折明显，有遇到明显迂曲或穿出管腔的风险，建议退鞘后再试。

4. 光纤过长或过短均不利于手术操作。过长操控性差，易损伤黏膜，过短易损伤镜头。一般而言，光纤长度大致为视野中心到边缘长度的 1/4 较为合适。

5. 对于较软结石，粉末化配合"爆米花法"爆震效率较高，结合负压吸引鞘能起到快速清石的效果。对于较硬结石，可先粉末化缩小其体积，后期可碎块化至输尿管镜鞘直径后即使用套石篮取出，清石效率更高。

6. 对于下盏的结石，可用套石篮将结石套入上盏或肾盂再继续碎石可降低手术难度，缩短手术时间。如下盏结石嵌顿，可用激光打成大块后再套入上盏或肾盂再继续碎石。

7. 如采用前端可弯曲负压吸引鞘，可将负压鞘置入肾盂或肾盏，吸住结石再进行粉碎，效率更高（图3-2-11）。

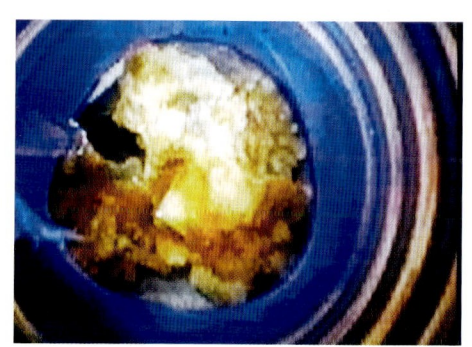

图3-2-11　负压吸引鞘吸住结石

8. 如使用套石篮套住的结石较大，难以进入鞘内，也可将激光光纤置入套石篮旁将结石边缘粉碎后把结石主体取出。碎石过程中注意激光光纤的角度，避免将套石篮打坏（图3-2-12、图3-2-13）。

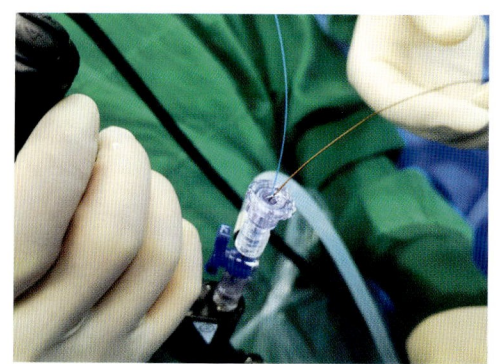

图3-2-12　软镜通道同时置入网篮和激光光纤

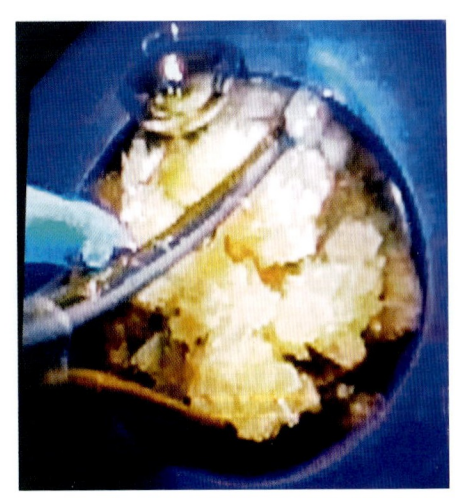

图 3-2-13 套石篮套住后激光碎石

(四)术后处理

如结石负荷大、手术时间长,没有负压吸引,特别是患有糖尿病的老年女性,术后一定要注意监测出入量,注意补液,抗感染治疗,避免感染中毒性休克。如出现高热、寒战,则立刻升级抗生素,完善血常规及血培养,注意监测患者病情变化。

若术中肾盂内压力过大,或集合系统穿孔、手术时间长,术后易出现腹膜后水肿。患者主诉腹痛、腹胀,查体腹膨隆、腹壁张力大,上腹压痛,严重者出现少尿、肾功能不全。此时建议予患者止痛、必要时给予镇静等对症治疗,根据其年龄、心功能、尿量等调整补液量。可予较大剂量利尿剂分次静脉冲入,严格记录出入量并监测电解质和肾功能,积极预防感染。多数情况下 3~5 日可缓解。

七、术后护理及出院指导

（一）术后护理

1. 护理常规

参见第一章第二节"术后护理及注意事项"。

2. 疼痛护理

手术对肾脏和组织的损伤及引流管的放置等均可以引起术后腰腹部酸胀甚至疼痛，疼痛的程度与手术情况及患者疼痛的耐受有关，但一般情况下，输尿管镜和软镜手术的疼痛以轻中度疼痛居多。定时评估患者疼痛情况，可以通过转移注意力的方式得到缓解。如果患者觉得疼痛较为剧烈（疼痛评分大于3分时），应及时通知医生，采取必要的药物处理措施。常见的止痛药物可能有刺激胃肠道引起腹胀、腹痛、恶心甚至呕吐的不良反应。

3. 管路护理

（1）导尿管护理：参见第二章第二节"术后护理及注意事项"。

（2）输尿管支架管护理：参见第一章第三节"术后护理及注意事项"。

4. 活动指导

参见第一章第二节"术后护理及注意事项"。

5. 并发症护理

（1）感染中毒性休克：持续心电、血压、血氧饱和度监测，持续双鼻导管2~3 L/min氧气吸入。密切观察患者生命体征变化，神志、意识、面色、口唇、甲床红润情况。注意保暖，开放静脉通路，补充血容量。应用扩血管药物。关注穿刺点情况。详细记录出入量，留取血液检查。关注炎症因子变化，遵医嘱使用抗生素治疗。

（2）术后出血：持续心电、血压、血氧饱和度监测，氧气吸入，严密观察病情变化，观察患者神志、意识、生命体征。开放静脉通路，保持膀胱冲洗通畅，遵医嘱留取化验，对症用药治疗。必要时给予输血治疗。

6. 对症治疗

抗炎、止血、解痉止痛、补液、泌尿系平片检查。

（二）出院指导

1. 多饮水，每天饮水 2000~3000 ml，保证尿色呈淡黄或无色，以利于结石的排出。

2. 由于患者体内有输尿管支架管，带管期间避免剧烈活动（打球、快速跑跳、扭腰等），禁止重体力劳动和提重物，腰部不要用力或过度弯曲，防止支架管移位或损伤输尿管。带支架管期间不要憋尿，防止尿液顺支架管倒流导致逆行感染。

3. 饮食荤素搭配，保持大便通畅，防止便秘。长期便秘和腹压增大容易引起支架管的移位。通常情况下支架管侧腰部可有酸胀感，若大动作（排便、活动等）后突然觉得腰腹部疼痛难忍或有鲜血样尿，应警惕出血的可能，需立即就诊。

4. 按时拔管，输尿管支架管通常留置 1~3 个月，嘱患者按时门诊复查，预约在膀胱镜下拔除支架管。

5. 结石患者需要根据结石成分进行结石预防的健康宣教。

（邓绍晖　宗亚楠　邱　敏　肖春雷　刘春霞）

参考文献

1. Scotland KB, Chan JYH, Chew BH. Single-use flexible ureteroscopes: how do they compare with reusable ureteroscopes [J]. J Endourol, 2019, 33(2): 71-78.

2. 常海, 王林峰, 张高杰, 等. 局麻下可弯曲负压鞘联合输尿管软镜治疗≥3 cm肾结石的有效性和安全性研究 [J]. 重庆医科大学学报, 2024, 49 (6): 669-673.

3. 顾晓箭, 徐彦. 实用输尿管软镜技术 [M]. 苏州: 苏州大学出版社, 2015.

4. 朱贤鑫, 宋乐明, 杜传策, 等. 智能控压输尿管软镜吸引取石术的疗效分析 [J]. 中华泌尿外科杂志, 2018, 39 (4): 256-260.

5. 邵怡, 夏术阶. 超脉冲光纤铥激光在尿路结石治疗中的规范应用 [J]. 中华泌尿外科杂志, 2023, 44 (10): 721-724.

6. 唐钵, 陈泽昱, 涂祥, 等. 基于铥激光消融与系统治疗的保肾治疗新模式在局限性高风险UTUC中的应用 [J]. 中华泌尿外科杂志, 2024, 45 (7): 502-507.

7. 曾国华, 高小峰. 输尿管软镜术 [M]. 北京: 人民卫生出版社, 2014.

8. 刘可, 肖春雷, 刘余庆, 等. 标准化技术输尿管软镜钬激光碎石术治疗输尿管近端及肾结石: 单中心140例报告 [J]. 中国微创外科杂志, 2015, 15 (12): 1065-1068.

9. 李鑫, 陈志刚, 张孟冬, 等. 术前留置输尿管支架管对输尿管软镜碎石术疗效的影响 [J]. 基础医学与临床, 2022, 42 (8): 1255-1258.

10. 赵永哲,贺迎雪,赵伟,等. 一次性电子输尿管软镜同期治疗上尿路结石合并肾盂旁囊肿的初步观察(附13例报告)[J]. 中国内镜杂志, 2023, 29(9): 87-90.

第四章

经皮肾镜手术

第一节 常用器械

一、经皮肾镜

Thomas Hillier 早在 1865 年就为一名男孩完成了经皮肾穿刺造瘘术，通过经皮肾穿刺造瘘，该医生在 4 年间反复为这名男孩抽吸肾积水以缓解症状。随后有一些关于经皮肾穿刺诊断性抽吸术的报道，直到 1955 年 Goodwin 团队首次正式报道了治疗性经皮肾造瘘术，但其适应证仅限于引流肾积水。1976 年，Fernström 和 Johansson 首次报道了经皮肾取石术。后来，随着医疗器械的发展和医生医疗技术的提高，经皮肾穿刺途径可以对上尿路进行更多的操作，包括经皮肾穿刺造瘘术（引流肾积水）、经皮肾碎石取石术（治疗肾结石和输尿管上段结石）、经皮肾尿路上皮肿瘤切除术等。

经皮肾穿刺途径手术治疗所应用的内镜通常是肾镜。通过腰背部皮肤穿刺到达肾盏、肾盂，经此通道置入进行肾和输尿管上段疾病诊断和治疗的内镜。它由镜身、照明系统、摄像系统、工作通道和灌注通道组成。照明系统通常使用高强度的光源（如氙灯或 LED 灯），确保在检查时能够清晰地观察到内部结构。摄像与显示系统包括摄像头和显示器，能够将肾镜内的图像实时传输到外部显示设备，便于医生观察和记录。工作通道用于插入各种器械（如肾镜抓钳、激光纤维、超声吸引操作杆、气压弹道操作杆等）进行治疗操作（图4-1-1）。灌注通道用于注入生理盐水或其他液体，以保持视野清晰并冲洗腔道。

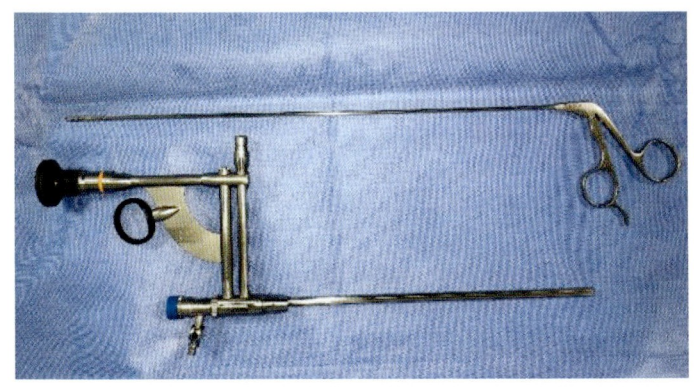

图4-1-1　肾镜和肾镜抓钳

二、穿刺套装

经皮肾镜手术穿刺套装是一种专门为经皮肾镜手术设计的医疗器械套装，用于在手术过程中建立从皮肤到肾集合系统的通道，以便插入肾镜进行诊断和治疗。该套装一般包括穿刺针、导丝、不同型号的扩张器（图4-1-2、图4-1-3）。

手术时通过B超引导穿刺针经皮置入肾盏或肾盂中，拔出穿刺针芯，沿穿刺针芯通道置入导丝，沿导丝拔出穿刺针，随后由细到粗依次经皮置入扩张器，扩张经皮肾通道，直至达到预定的目标型号通路（图4-1-4）。

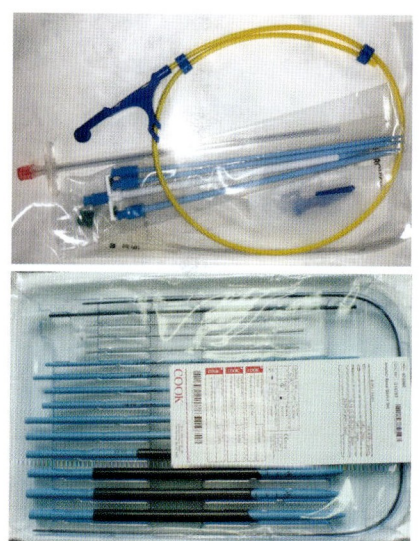

图 4-1-2　穿刺套装

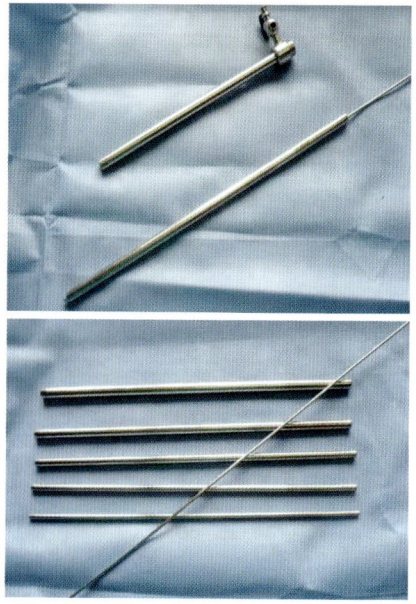

图 4-1-3　金属扩张器

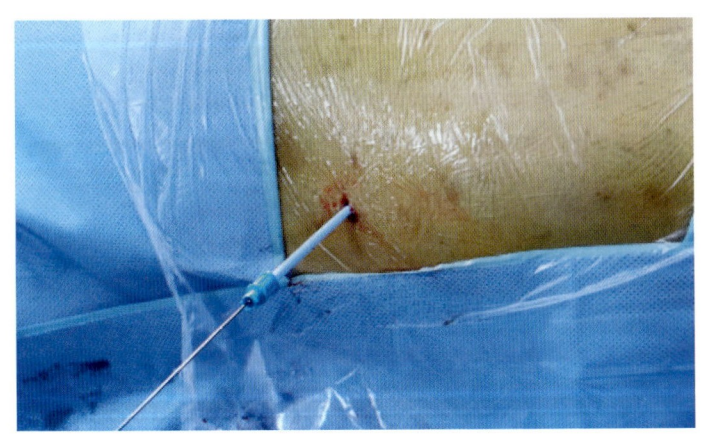

图 4-1-4 穿刺后对通道进行扩张

经皮通路的扩张可以使用金属伸缩式、单次扩张器或球囊扩张器来实现。在进行经皮肾镜取石术（percutaneous nephrolithotomy，PCNL）期间，不同的扩张器的安全性和有效性相似。我们应用一种连续刚性金属扩张器联合穿刺套装，这是一系列逐渐增大的同轴不锈钢杆，这些杆可以穿过一个 8 F 的导杆。通路扩张的第一步是将 8 F 导杆穿过 0.035 英寸的导丝。导杆末端有一个球，可防止第一个扩张杆越过尖端。球被放置在预期扩张的深度。在穿过第一个杆之后，每个后续的金属杆都依次穿过前一个杆，直到达到所需的通路。在扩张过程中需确保扩张器不要伸入收集系统过深，避免肾盏、肾盂或肾盂输尿管交界处被扩张器直接撕裂或穿孔，"宁短勿长"。如果初次输尿管镜或肾镜检查发现鞘不够深，可将扩张装置推进后继续扩张。如果需要较大的通道，也可以使用一次性外鞘进行再次扩张（图 4-1-5）。

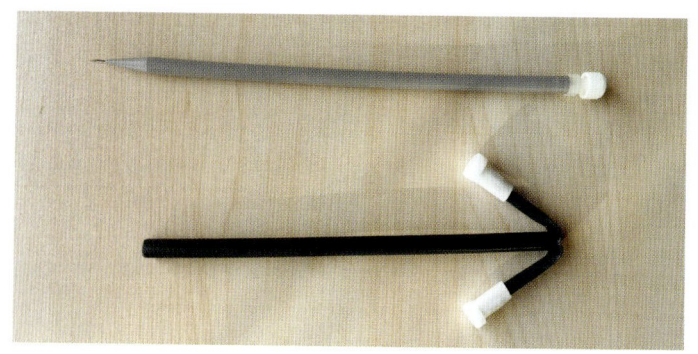

图 4-1-5 一次性外鞘

(唐世英 刘余庆)

第二节 肾盂及肾盏手术

一、经皮肾镜碎石取石术

经皮肾镜取石术仍然是治疗大体积肾结石的标准手术方式,标准通路为 24～30 F。较小的经皮肾通路外鞘(<18 F)最初用于儿科,现在也越来越多地用于成年人群。在完成经皮肾通路后,经皮肾镜取石术(PCNL)有几种体内碎石术方法可供选择。超声吸引和气压弹道系统最常用于刚性肾镜检查,而激光越来越多地用于柔性仪器和最为坚硬的结石。以下将详细介绍经皮肾镜碎石取石术的相关内容。

(一)术前准备

对于考虑接受经皮肾镜取石术(PCNL)的患者,初步评估应包括详细的病史询问、体格检查、血液学检验及影像学检查。

病史询问可帮助明确泌尿系结石的诊断以及是否存在PCNL的禁忌证,如既往病史存在凝血功能障碍,使用抗血小板或抗凝药物,存在活动性、未治疗的尿路感染等。如考虑患者肾积水并发感染较重,可先行肾穿刺造瘘术留置肾造瘘管引流,同时予抗生素抗感染治疗,待1~2周感染控制后,再行二期经皮肾镜碎石取石术。如果情况允许,应在手术前停用阿司匹林和其他抗血小板或抗凝药物,对于血栓并发症风险较高的患者,可进行短效低分子量肝素等药物进行桥接治疗。

血液学检验应包含血常规、肝肾功能、电解质、凝血、感染筛查、血型等,并进行尿常规检查。如果怀疑有泌尿系感染,应进行尿培养,应用抗生素抗感染治疗,并根据培养出的特定病原体选择适当的围手术期抗生素。对于留置有肾造瘘管、输尿管支架管、尿管(耻骨上造瘘管或尿道导管)等异物的患者,这些患者如被细菌感染定植,术后感染风险更高。术前应备血,以应对术中可能出现的出血量多的情况。

影像学检查至少应包括螺旋计算机断层扫描(CT),这是评估尿路结石患者的标准方法。对于复杂肾结石或怀疑肾盂肿物的情况,需完善CT尿路造影术(CT urography, CTU)检查。CT能够评估结石的大小、位置以及硬度,还能够评估肾脏与相邻腹膜和腹膜后结构的关系,测量皮肤至肾盂的距离以便粗略估计经皮穿刺的深度。此外还能评估一些先天性肾脏畸形,如异位肾、马蹄肾、肾下垂、髓质海绵肾等。有时通过CT可观察到胸腹腔内器官(如肠、脾、胸膜、肺等)位于皮肤和肾穿刺点之间。在PCNL术后,通常需留置输尿管支架管,并需通过复查泌尿系平片来评估输尿管支架管的位置以及泌尿系结石的残留情况。为了与初诊时的泌尿系平片检查结果进行对照，建议术前进行泌尿系平片检查用于确定肾结石或输尿管上段结石在X线下的具体位置和显影清晰度。对于CT发现的肾多发结石或肾脏萎缩，可考虑进行肾动态显像进行分肾功能的评估，并用于术后随访。

（二）体位

患者接受经皮肾通路手术时，可以采用多种体位。出于实际操作的考虑，最常见的体位是俯卧位和斜仰卧位（改良截石位）。

1. 俯卧位（图4-2-1）

俯卧位是经皮肾通路手术中最常用的体位，由Goodwin等于1955年首次描述。患者呈俯卧位，胸部下方需放置一个水平胸垫以支撑胸部，双侧髂前上棘上方可放置一个垂直垫以支撑髋部，双侧手臂通常呈改良的游泳者姿势朝向头部放置。调整腰桥位置使得患侧腰部皮肤展开。对所有受压点进行细致的衬垫保护对于预防损伤至关重要。在俯卧位下，可穿刺进入任何肾极位置（上极、中极或下极）。但俯卧位

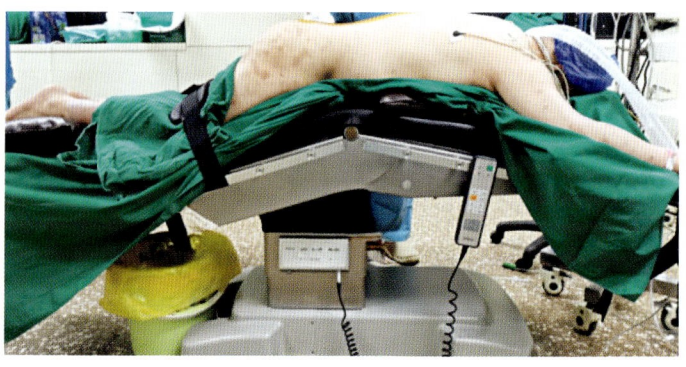

图4-2-1 体位（俯卧位）

时，患者的气道管理相对困难，也可能会导致患者的心脏指数降低，因此需要麻醉医生密切监控患者的呼吸情况和心功能情况。长时间俯卧可能会导致患者皮肤受压，发生压伤，甚至可能引发横纹肌溶解或神经轴损伤。对于脊柱畸形或超级肥胖的患者，俯卧位可能无法安全实施。

2. 斜仰卧位（改良截石位）（图4-2-2）

这是传统俯卧位的替代方案，更利于输尿管软镜及经皮肾镜（双镜联合）手术方案，单纯经皮肾镜碎石取石术不能耐受俯卧位的患者也可应用该体位。患者体位为手术侧朝向手术台的最外侧，并在腰窝的头侧和尾侧下方分别放置一个垫子以抬高侧腹部，但腰部穿刺位置留空。手术侧的手臂被放置在胸前，并施加衬垫以减轻对肘部和手腕的压力。双下肢抬高并向外展开，形成类似截石位。双镜联合手术中，操作输尿管软镜术者站在患者双腿之间，操作经皮肾镜术者站在患侧腰部处。斜仰卧位的优点包括便于气道管理以及优化患者的心肺功能，而且医生可以坐着进行手术，从而减轻疲劳。斜仰卧位的缺点则需要经验丰富的PCNL手术医师，因该体位肾脏位置与俯卧位不同，肾穿刺的表面积有限、难以触及肾上极。

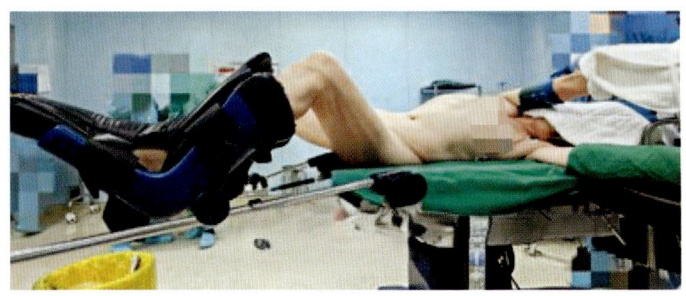

图4-2-2 体位（斜仰卧位）

（三）输尿管导管留置

扩张的肾盂或肾盏积水有利于穿刺针的准确进入。因此对于肾积水不明显的患者，建议术前留置患侧输尿管导管，在行经皮肾穿刺之前通过输尿管导管持续逆行滴注生理盐水，在 PCNL 术后拔除输尿管导管。当然对于存在明显肾积水的患者也可考虑留置输尿管导管，以避免反复穿刺所造成的肾积水减少。

（四）穿刺点

经皮肾手术的穿刺部分是手术的一个难点，术前需要根据结石大小、位置考虑需要穿刺的目标肾盏。穿刺上极肾盏可以触及肾盂、近端输尿管、下极肾盏，及部分情况下的中部肾盏。但这个穿刺部位通常需要经第 12 肋上方（第 11 肋间隙）通路，这增加了胸膜损伤和肺损伤的发生率。中部肾盏的通路多用于肾盂或输尿管上段的手术，可在第 12 肋下缘进行穿刺，操作范围局限于中部肾盏、肾盂、输尿管区域。但如果穿刺偏向肾脏一极的中盏，则可能使用硬性器械无法进入上极或下极肾盏。下极肾盏的通路不如上极肾盏那么灵活，但穿刺下极肾盏可以使外科医生轻松触及肾脏的大部分区域，而且避免了上极通路可能引起的肺部并发症。但髂嵴可能会限制镜子对于上极肾盏的观测。对于前后途径，一般从后侧或后外侧途径进入后肾小盏可以相对直接地进入肾脏的其余部分，而经皮穿刺前肾小盏则需要较大的角度才能进入肾盂。几乎所有的肾中盏和肾下盏都包含成对的前、后肾小盏，穿刺多选择上述位置。在一些特殊的病例中，也可穿刺肾上盏，但需要更多注意肾脏出血、损伤胸膜的风险。

(五)经皮肾穿刺

我们目前多采用超声引导下建立经皮肾穿刺通路(图4-2-3),西方国家则多采用 X 线引导下进行。超声引导的优势包括减少电离辐射暴露、能够识别和避免邻近内脏损伤,以及区分肾脏前组和后组肾盏。但在多次进行经皮肾穿刺尝试后,超声视野会受到肾脏出血、进入空气等因素干扰。手术首先需要对肾脏进行仔细的超声检查,确定合适的通路位置。选定目标肾盏后,在探头上方或下方插入针,并通过沿肾脏轴线扫动探头持续追踪针的位置,直至其进入目标肾盏。之后拔除穿刺针芯,观察穿刺针鞘内是否有尿液流出。如无尿液流出,可应用 5 ml 注射器抽水或尝试注入生理盐水,除外穿刺针堵塞的情况。如果有尿液流出,可在超声直视下沿穿刺针鞘置入导丝。在导丝充分进入肾盂后,就需要对通路进行扩张,以便插入工作器械。在大多数情况下,经皮肾手术先扩张至 12 F,然后通过外鞘置入输尿管镜,明确经皮肾工作通道是否正确,之后再继续扩张。为了降低经皮肾镜取石术(PCNL)的并发症发生率,人们对经皮肾通路的大小进行

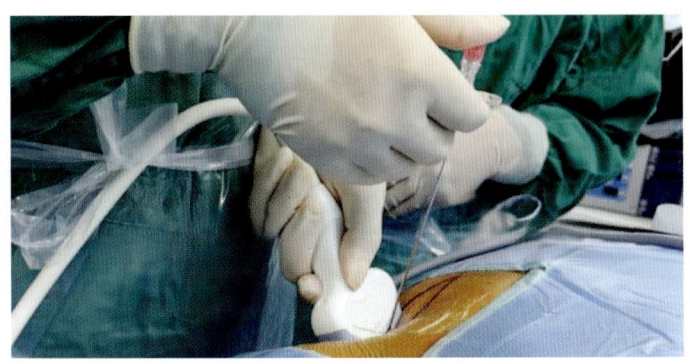

图 4-2-3　超声引导下经皮肾穿刺

了改良，从而产生了"小通道""微通道""超微通道"等新技术。对小型PCNL（12~22 F）与标准PCNL（>22 F）的几项荟萃分析表明，这两种技术都有类似的结石清除率。接受小型PCNL治疗的患者失血量和输血率降低，住院时间缩短。但经皮肾通道越小，越需要将结石碎成小块，进而会导致手术时间延长，且完全清除结石的效率降低。尽管这些新技术存在失血量和输血率低、术后并发症发生率小的优势，但在治疗上尿路结石中的确切效果仍在进一步研究。通过既往研究估计的结果，一名医生必须完成大约24例经皮肾镜取石术才能达到熟练程度，完成大约60例经皮肾镜取石术才能达到一定技术水平，要达到优秀水平则需要完成100例手术以上。

（六）结石处理

在经皮肾通道成功建立后，可通过经皮肾镜进行碎石取石。使用生理盐水进行冲洗，且冲洗液的压力不应过高，以降低肾盂内压力，并减少通过肾静脉回流引起的液体吸收。对于大结石，可应用气压弹道、EMS和激光碎石，碎成小结石后应用硬性抓钳（肾镜钳）或取石篮抓取取出（图4-2-4、图4-2-5）。对于位置较为隐蔽或输尿管内难以通过硬镜观察或治疗的结石，应使用输尿管软镜或膀胱软镜进行检查，并通过取石篮调整结石位置，使得硬性器械更容易碎石取石。术后应留置输尿管支架管，通过经皮肾通道顺行置入导丝至输尿管中，一边置入导丝，一边拔除提前留置的输尿管导管，随后沿导丝顺行置入6 F输尿管支架管。术后留置肾造瘘管的作用是帮助肾造瘘通道愈合，促进止血，防止尿液外渗，排出感染物，通常使用14 F的Foley尿管（图4-2-6）。

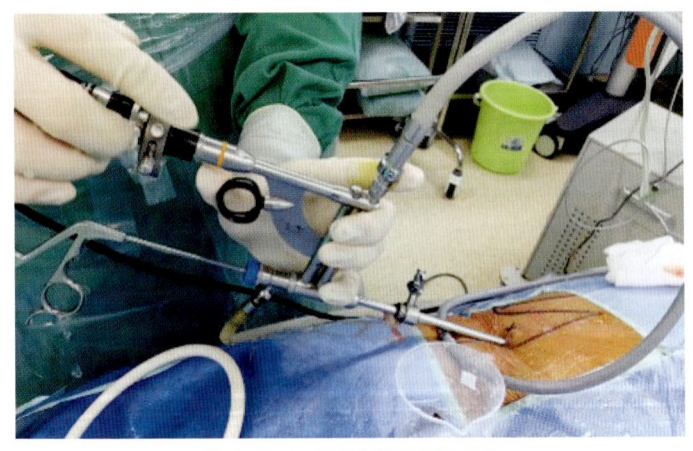

图 4-2-4 经皮肾镜碎石取石术

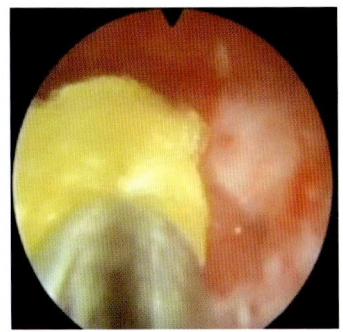

图 4-2-5 经皮肾镜下应用 EMS 碎石取石

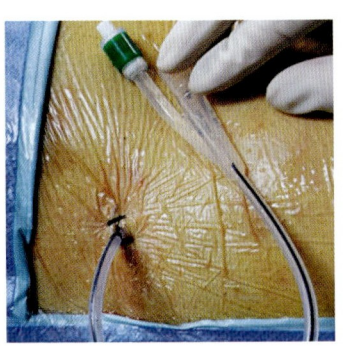

图 4-2-6 术后留置肾造瘘管

（七）并发症

既往研究表明，PCNL 术后高达 7% 的患者会发生严重并发症，而多达 25% 的患者可能会遇到轻微并发症。PCNL 的死亡率为 0.03%～0.8%。出血是 PCNL 的一个严重并发症，1% 的患者需要介入血管栓塞治疗，更少数需肾脏切除手术。出血风险与结石负荷和手术时间有关。在大多数情况下，出血源是静脉性的，并且放置肾造瘘管通常足以控制出血。如果尽管放置了肾造瘘管但出血仍持续，则夹闭管子一段时间可能有助于压迫出血点。其他潜在的并发症包括尿源性脓毒血症、邻近器官损伤（肠道、脾）、通路建立失败、通道丢失以及肾盂和输尿管穿孔。在 PCNL 期间，轻微穿孔很常见，但对于严重的穿孔，建议终止手术并进行肾造瘘引流。腹腔内渗漏比腹膜后渗漏少见，但可能导致更严重的并发症。而且由于患者处于俯卧位，腹部膨胀可能难以及时观测，麻醉医师通常会注意到患者的舒张压逐渐升高，中心静脉压升高，随之由于腹压增加，影响患者通气。

（八）经皮肾镜碎石取石术手术要点

患者首先取截石位，常规消毒铺巾，直视下经尿道置入 21 F 膀胱镜，顺利进入膀胱，观察膀胱内无异常，经膀胱镜在患侧输尿管内插入 5 F 输尿管导管，如插入过程中阻力明显，则先留置导丝至肾盂，在导丝引导下插入 5 F 输尿管导管，输尿管插管扩张狭窄或迂曲处，并留置尿管。

患者改为俯卧位，升高腰桥，常规消毒患侧肾区周围皮肤，铺巾。在 B 超引导下，使用穿刺套装直接穿刺肾中盏成功，置入导丝，依次用 6~16 F 的筋膜扩张器扩张通道，原位留置 16 F 的外鞘，经此外鞘置入输尿管镜，观察外鞘位置良好，肾盂肾盏可见较多结石，再依次用金属扩张器扩张穿刺通道至 24 F，留置 24 F 外鞘。经外鞘置入肾镜，可见肾盂内及不同肾盏内结石，直视下用激光光纤将结石击碎成小块或粉末。如结石坚硬，负荷较大，也可联合气压弹道或超声吸引碎石。用异物钳和取石网篮取出其中较大的结石碎块。如超声检查发现残余结石，于超声引导下再次穿刺目标肾盏，同法建立经皮肾通道并碎石清石。观察肾盂以及各个肾盏无残留结石，拔除输尿管内的输尿管导管，沿导丝顺行留置输尿管支架管，在穿刺通道内置入一根14 F的硅胶管作为肾造瘘管，球囊注水2 ml，3-0带针线固定肾造瘘管。

二、双镜联合碎石取石术

双镜联合碎石取石术是一种创新的手术方式，通常指的是经皮肾镜（PCNL）联合输尿管软镜进行碎石取石。这种手术方式既能发挥经皮肾镜碎石取石方便的优势，又能发挥输尿管软镜进行探查的优势，提高结石的清除效率，减少手术创伤和并发症。

（一）体位

双镜联合手术患者除了需要满足接受经皮肾通路手术外，也要兼顾输尿管软镜的手术操作（图4-2-7）。最常

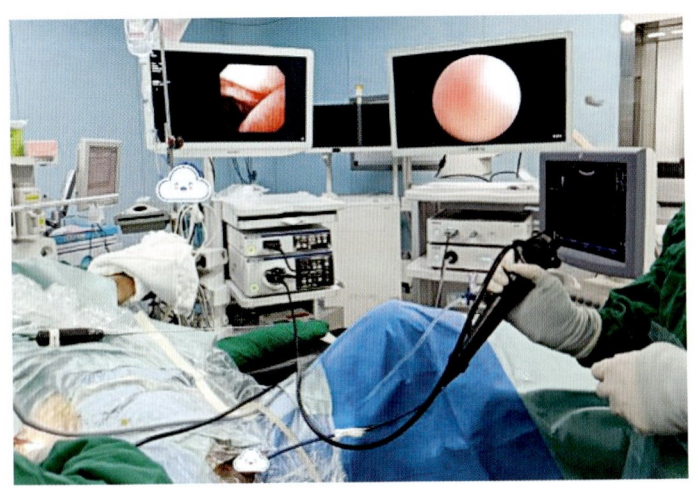

图4-2-7 双镜联合术中（斜仰卧位）

见的体位是斜仰卧位（改良截石位）、俯卧分腿位和改良俯卧分腿位。

斜仰卧位（改良截石位）在上文已提及，在此重点介绍俯卧分腿位和改良俯卧分腿位。在双镜联合碎石取石术中，需要1名经皮肾镜术者和1名输尿管软镜术者。经皮肾镜术者位于患者患侧，而输尿管软镜术者位于患者会

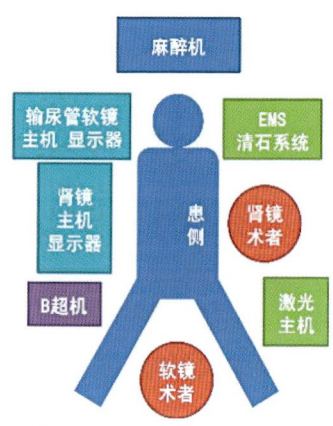

图4-2-8 双镜联合术者站位（单纯俯卧分腿位）

阴区。单纯俯卧分腿位是患者俯卧于手术床上，双腿分开并搁置于搁腿板上，成"大"字形，以便手术医生进行经皮肾镜和输尿管软镜的操作（图4-2-8）。与斜仰卧位相比，俯卧分腿位更利于经皮肾镜术者进行肾盂穿刺操作。这种体位在女性患者中更为多见，因女性患者尿道较短，置入输尿管软镜鞘更为方便；男性患者因尿道长，置入输尿管软镜鞘时需与常规仰卧位方向相反，增加输尿管软镜鞘置入难度。然而，对于经验丰富的手术医师而言，在经过简单的训练之后，该项手术操作的难度也并不算大。

在实际临床操作过程中，单纯俯卧分腿位患者健侧下肢对术者行输尿管软镜操作存在一定干扰，在旋转输尿管软镜观察某些角度较大的肾盏时存在无法观察到的情况。因此，国内于德新团队采用改良俯卧分腿位，在传统俯卧分腿位的基础上，将健侧髋关节屈曲90°外展，膝关节屈曲90°置于搁腿板上，患侧下肢伸直稍外展，形成"片"

字体位。输尿管软镜在操作时镜身主要向健侧下肢靠近,相对于单纯俯卧分腿位,该体位在输尿管软镜操作时能够保证有较大的软镜活动空间,减少健侧下肢对输尿管软镜操作的干扰。

(二)双镜联合手术中经皮肾穿刺通道的建立

在双镜联合手术中,留置输尿管软镜鞘置入输尿管软镜后,通过输尿管软镜可辅助医生观察和校正穿刺针经皮进入目标肾盏的位置。通常输尿管软镜视野下可直视到经皮肾穿刺针穿刺至目标肾盏。可通过穿刺针置入导丝后,通过输尿管软镜置入一个抓取器(取石网篮),抓住经皮导丝的一端,并将其拉出尿道,从而实现从内到外的贯通通路,这可在一定程度上避免经皮肾穿刺通道建立过程中经皮肾通道的丢失。随后,输尿管软镜还可以实时观察通道扩张的情况,确保工作鞘管的准确放置(图4-2-9~图4-2-11)。

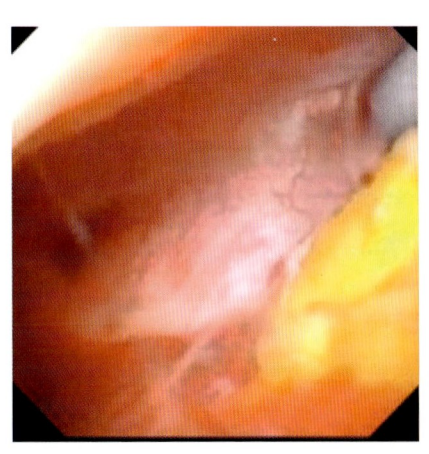

图4-2-9 双镜联合手术输尿管软镜视野下,经皮肾穿刺置入导丝

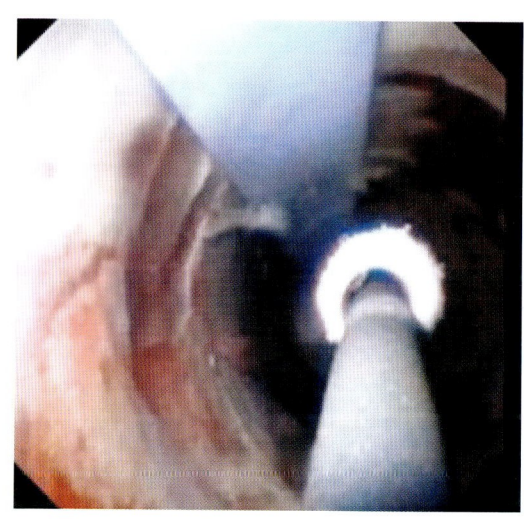

图4-2-10 双镜联合手术输尿管软镜视野下,沿导丝置入扩张器

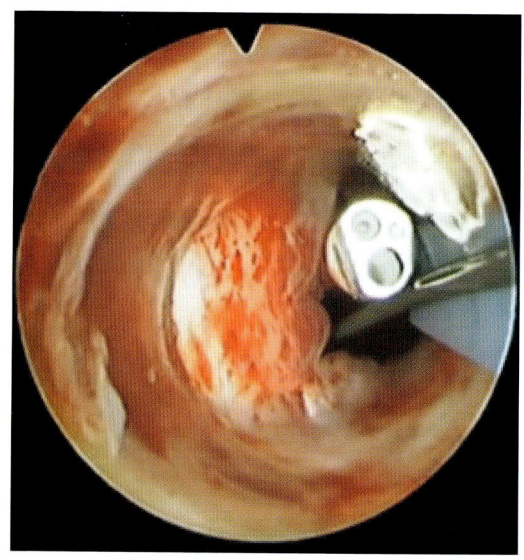

图4-2-11 双镜联合手术,经皮肾镜视野下导丝及输尿管软镜

在双镜联合手术中,经皮肾穿刺通道的建立常常应用气囊扩张器(图4-2-12)。气囊扩张器无须像刚性金属扩张系统那样反复通过逐渐增粗的扩张鞘器械进行扩张。该导管可沿着导丝进入达到预定的扩张深度(可通过输尿管软镜观察)。然后,使用压力注射器对扩张气囊进行充气。在气囊完全扩张后,沿气囊置入经皮肾通道工作鞘(20 F)。随后将气囊取出,完成经皮肾通道工作鞘的建立(图4-2-13)。

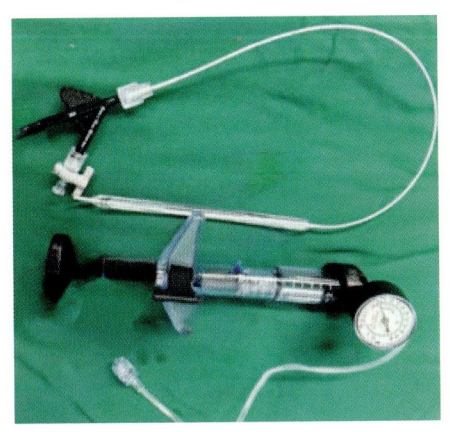

图4-2-12 气囊扩张器

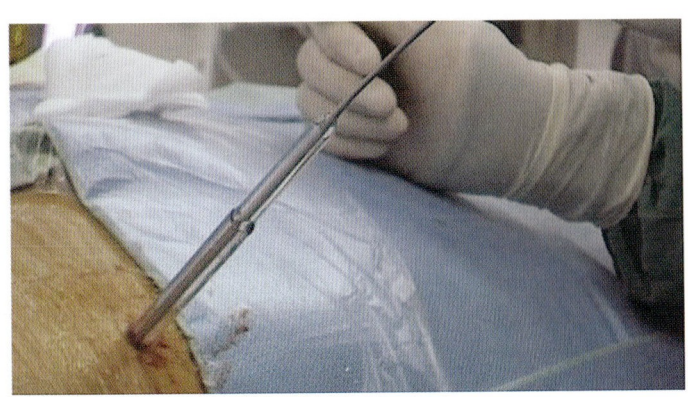

图4-2-13 气囊扩张器扩张后

(三)双镜联合设备选取

在双镜联合碎石取石术中,以经皮肾镜碎石取石术为主要操作通道,大部分的结石都由经皮肾镜通道进行碎石取石。双镜联合手术为减少肾损伤和术后并发症的风险,通常仅有1个经皮肾镜通道,这会导致部分肾盏无法通过经皮肾镜通道观察到。这时可以通过输尿管软镜进行观察,对肾盂内结石进行指引,由经皮肾镜进行碎石取石的操作。有时由于角度较大,经皮肾镜无法进行碎石取石的操作,可以通过输尿管软镜置入激光光纤和套石篮,将结石碎成大块后,将其置入经皮肾镜的视野下,再由经皮肾镜进行碎石取石操作。因此我们建议在双镜联合碎石取石术中,经皮肾镜通道置入EMS器械,其兼具碎石和吸引的功能;输尿管软镜通道置入激光光纤,可高效对结石进行碎石。

(四)双镜联合碎石取石术手术要点

患者取斜仰卧位,常规消毒、铺巾,直视下经尿道置入21 F膀胱镜,顺利进入膀胱,观察膀胱内无异常,双侧输尿管口清晰。向患侧输尿管口插入安全导丝,退出膀胱镜,插入12 F硅胶尿管,插入8/9.8 F纤维输尿管镜,沿另一根指引导丝进入患侧输尿管,探查至肾盂可见结石。留置导丝至肾盂。沿导丝置入软镜外鞘至合适位置后,置入输尿管软镜,探查输尿管上段、肾盂及各个肾盏,寻找结石。

在B超引导下,使用穿刺套装直接穿刺患肾中盏成功,置入导丝,输尿管软镜下用取石篮将导丝沿输尿管软镜鞘拉出体外,沿导丝置入扩张球囊对经皮肾穿刺通道进行扩张,后置入20 F经皮肾球囊扩张外鞘,输尿管软镜视野下观察外鞘位置良好。经外鞘置入肾镜，直视下用激光光纤将结石击碎成小块或粉末。用异物钳和取石网篮取出其中较大的结石碎块。观察肾盂以及各个肾盏无残留结石。残留结石可用输尿管软镜处理。经输尿管镜操作通道置入钬激光光纤，设置 1 J、20 Hz，能量为 20 W，将结石粉碎，用网篮取出其中较大的结石残片留作标本。撤出输尿管软镜及输尿管软镜外鞘，沿导丝顺行留置输尿管支架，输尿管软镜在膀胱内观察输尿管支架管末端位置良好。在穿刺通道内置入一根 14 F 的硅胶管作为肾造瘘管，球囊注水 3 ml，3-0 带针线固定肾造瘘管。

三、经皮肾镜肾盂肿瘤切除术

目前对于高危上尿路尿路上皮癌（upper tract urothelial carcinoma，UTUC）患者，肾输尿管根治切除术（radical nephroureterectomy，RNU）联合膀胱袖状切除术是首选治疗方案，但手术切除一侧肾脏，可能导致慢性肾脏疾病和由此产生的并发症，包括长期透析、肾移植、心脑血管疾病和死亡。此外，由于肾功能受损，慢性肾功能不全也降低了患者接受进一步化疗的可能性，因此保留肾脏的手术治疗被视为 RNU 的替代方案。过去，泌尿外科医生仅将内镜治疗用于上尿路尿路上皮癌的一些特殊指征，如孤立肾、肾功能不全、双侧上尿路尿路上皮癌或存在严重基础疾病患者。然而，随着器械和技术的改进，欧洲泌尿外科协会（European Association of Urology，EAU）指南推荐可以在低风险 UTUC 患者中进行保留肾脏手术，包括输尿管节段性切除、输尿管镜肿物烧灼术、经皮肾镜肾盂肿瘤烧灼术。对于内镜下保留肾脏的好处需要以更高的疾病复发率为代价，内镜下治疗的患者的 5 年肿瘤无复发生存率（recurrence free survival，RFS）仅为 13%~54%，且需要进行内镜监测来进行定期随访，而接受 RNU 患者的 5 年 RFS 为 88%~92%。经皮保留肾脏手术（percutaneous kidney sparing surgery，PCKSS）于 1986 年首次被报道，虽然其比输尿管镜手术更具侵入性，但对于输尿管镜无法方便进入和切除的大体积肿瘤或下肾盏肿瘤患者，经皮肾途径具有更好的操作视野和空间，并且允许更多、更大的手术工具通过经皮肾外鞘。

欧洲泌尿外科协会关于上尿路尿路上皮癌的指南建议，如进行诊断性输尿管镜探查活检会影响到后续 UTUC 治疗决策时，建议行诊断性输尿管镜检查。但常常因为活检钳取样较少，或取材表浅，可能无法明确肿瘤分期和分级，而且很难获得包含肌层的病理标本，无法明确肿瘤分期。输尿管镜活检取材组织中约 15% 无法得到明确的组织学结果，11% 没有肿瘤分级，96% 的患者在 RNU 后具有更高的组织学级别。另有研究表明，约 30% 的活检报告为低级别肿瘤的患者最终确诊为高级别肿瘤，61% 的活检报告为 T1 及以下的肿瘤最终病理确诊为 T2 期以上肿瘤。诊断性输尿管镜检查不会对接受切除性治疗患者的长期生存或疾病特异性生存产生负面影响，但可能会增加膀胱内复发的风险。经皮肾途径由于可以获得更深的活检样本，因此通常可以进行肿瘤分期和分级。

（一）**手术要点**

1. 建立肾造瘘通道

首先进行膀胱镜检查，探查膀胱有无肿瘤，在患侧输尿管口置入输尿管导管。患者体位改为俯卧位后，沿输尿管导管持续滴注生理盐水。对于外周肾盏的肿瘤，最好穿刺肿瘤远端部位，以避免对肿瘤造成创伤或直接穿刺入肿瘤内。对于肾盂和上段输尿管病变，最好通过上极或中极经皮肾通路进行手术，以便进行经皮肾镜操作。通道可通过经皮肾扩张外鞘顺序扩张或球囊扩张进行扩张，留置 20~24 F 外鞘。经皮肾穿刺通道的建立与 PCNL 手术相似，肾造瘘通道的正确定位对于手术的成功至关重要，应注意避免尿外渗引起肿瘤播散。在必要时，使用输尿管软镜或膀胱软镜进行完整的肾脏检查，以避免遗漏术前影像学未发现的 UTUC。

2. 活检与确定性治疗

在确认肿瘤后，可通过肾镜钳夹住肿瘤的大部分，并分块切除，直至达到肿瘤基底，这种方式最为省时，可作为经皮肾途径治疗 UTUC 的首选去除肿瘤的方法，尤其是肿物有蒂、基底不宽的情况。有时为了分期目的，需要对基底进行单独活检，并使用等离子双极电切或激光烧灼对基底进行烧灼止血。此外，还可以使用小的等离子双极电切镜（18.5 F）的切割环将肿瘤切除至其基底，当见到肾窦脂肪时表明已切除足够的深度。这种方法对于较大、基底较宽的肿瘤更为有效。以 25~30 W 的功率使用铥激光也可对肿瘤进行切除、取样和止血。无论采用哪种方法，都须留置肾造瘘管。该通路可用于再次检查的肾镜检查，以确保肿瘤被完全切除。

（二）经皮肾镜肾盂肿瘤切除术手术过程

首先采用截石位，进行膀胱镜探查膀胱有无肿瘤，如有肿瘤，则使用等离子电切切除。患侧输尿管置入导丝，沿导丝进入输尿管镜探查输尿管有无肿瘤。如有肿瘤,在肿瘤活检后进行铥激光(或掺铥激光)肿物烧灼术。撤出导丝,留置 5 F 输尿管导管,撤镜并留置尿管。再改为俯卧位,在 B 超引导下穿刺目标肾盏成功后,沿穿刺套管置入导丝,依次用 6~16 F 筋膜扩张器逐步扩张通道,留置 16 F 外鞘,置入输尿管镜,探查肾盂及输尿管上段内肿瘤情况。如肿瘤多发或较大,可继续更换金属扩张器将通道扩张至 20~24 F。更换为肾镜,经肾镜置入激光光纤或者等离子电切装置(18.5 F),沿肿瘤边缘 0.5 cm 将肿瘤逐块切除,深及黏膜下层(一般切除至隐约见透明壁层或淡黄色脂肪)。使用异物钳将切除肿瘤取出,创面激光或电凝止血,留置 6 F 双 J 输尿管支架管,撤镜,留置 14 F 肾造瘘管 1 根(图 4-2-14 ~ 图 4-2-17)。

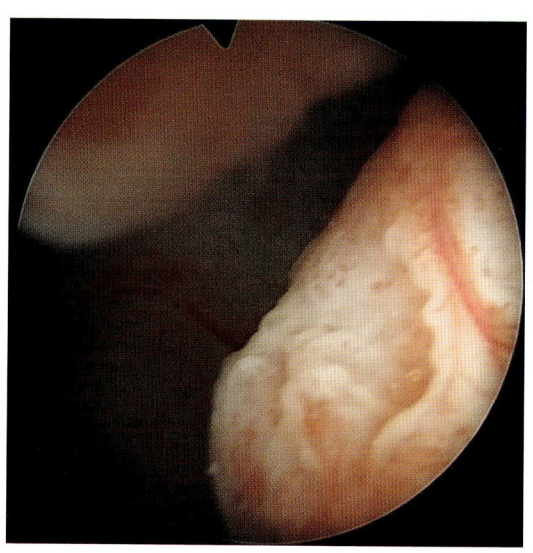

图 4-2-14　术中见肾盂肿瘤

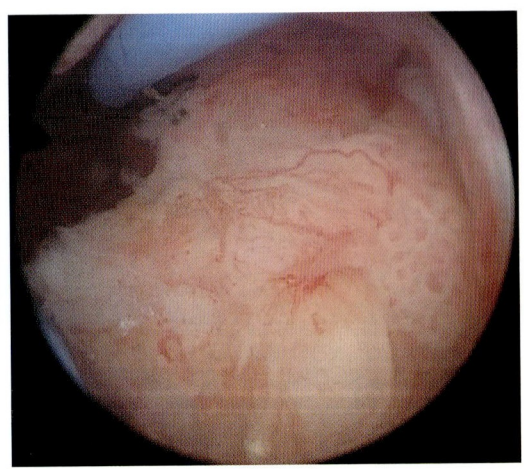

图 4-2-15 经皮肾通道进行电切

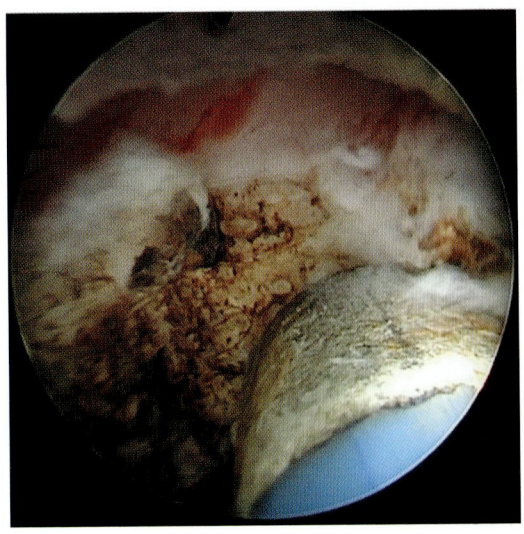

图 4-2-16 电凝止血

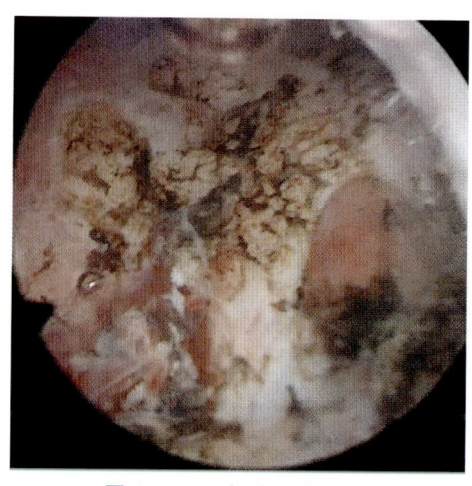

图 4-2-17　切除肿瘤后创面

(三) 并发症

经皮治疗肿瘤的并发症与 PCNL 并发症相似，包括出血、稀释性低钠血症、集合系统和输尿管穿孔等，总体并发症发生率为 27%，其中输血 (17%)、肾衰竭 (2%)、肾切除 (1%) 最为严重。随着肿瘤分级的提高，并发症的数量和严重程度也会增加，这可能是由于需要更广泛的治疗范围来根除肿瘤。与输尿管镜切除术不同，经皮方法可以对肿瘤进行分期。经皮肾镜治疗 UTUC 的另一个主要担忧是肿瘤细胞可能通过通道种植，但总体肿瘤种植率为 0.3%。术后立即接受蒸馏水灌注，理论上可能会导致残留的肿瘤细胞溶解，进而减少肿瘤种植率。此外，PCKSS 为避免肿瘤播散常常仅采用单通道治疗策略，这在一定程度上也减少了穿刺相关并发症的发生。

(四) 随访

如果选择保留器官的治疗方法，则必须对整个尿路进行全面评估。随访评估的频率和持续时间在很大程度上取决于病变的分级和分期,但通常前两年每 3 个月进行一次,之后则每 6 个月进行一次。仅进行放射学评估可能并不足够,因为 75% 的早期肿瘤复发在内窥镜下可见,而在放射学检查中不可见。对于保留经皮肾造瘘通道的患者,可以通过已建立的肾造瘘通道进行早期随访肾镜检查;此外则应通过应用输尿管软镜进行复查。

四、双镜联合肾盂肿瘤切除术

双镜联合肾盂肿瘤切除术的体位、通道建立与双镜联合碎石取石手术相同。此外,仍需注意尿路上皮癌具有多灶性生长的特性,在进行双镜联合肾盂肿瘤切除术前应充分评估膀胱肿物及输尿管肿物的可能。应用膀胱镜进行膀胱内探查,输尿管镜进行患侧输尿管镜探查是有必要的。在建立经皮肾穿刺通路时,可以在输尿管软镜视野下进行穿刺,此时更能够选择合适的经皮肾穿刺通道位置,该位置一定是能够通过经皮肾镜更容易进行肿瘤切除的位置。一般来说,通道位置距离肿瘤太近可能造成"灯下黑"的情况,即进镜后由于镜头无法偏转而看不到一旁的肿瘤,此种情况应予以避免;当然,更应避免直接对肿瘤进行穿刺扩张为经皮肾通道,以避免肿瘤残留及肿瘤沿通道种植转移的风险。

(一)双镜联合肾盂肿瘤切除术手术过程

患者取斜仰卧位,常规消毒、铺巾,直视下经尿道置入 21 F 膀胱镜,顺利进入膀胱,观察膀胱内无异常,双侧输尿管口清晰。向患侧输尿管口插入安全导丝,退出膀胱镜,插入 12 F 硅胶尿管,插入 8/9.8 F 纤维输尿管镜,沿导丝进入患侧输尿管,探查至肾盂并寻找肿瘤。留置导丝至肾盂。沿导丝置入外鞘至合适位置后，置入输尿管软镜，探查输尿管上段、肾盂及各个肾盏，寻找肿瘤。经输尿管镜操作通道置入铥激光光纤，将肿物烧灼切除，用网篮取出其中较大的组织留作标本。

在B超引导下，使用穿刺套装直接穿刺患肾中盏成功，置入导丝，输尿管软镜下用取石篮将导丝沿输尿管软镜鞘拉出体外，沿导丝置入扩张球囊对经皮肾穿刺通道进行扩张，后置入20 F经皮肾球囊扩张外鞘，输尿管软镜视野下观察外鞘位置良好。经外鞘置入肾镜，直视下用激光光纤将肿物烧灼切除（也可置入18.5 F等离子电切镜将肿物切除）至肌层，用异物钳和取石网篮取出肿物。观察肾盂以及各个肾盏无残留肿物，创面用激光或电凝止血。如有肿物残留，可联合软镜进行切除。撤出输尿管软镜及输尿管软镜外鞘，沿导丝顺行留置输尿管支架管，输尿管软镜在膀胱内观察输尿管支架管末端位置良好。在穿刺通道内置入一根14 F的硅胶管作为肾造瘘管，球囊注水2 ml，3-0带针线固定肾造瘘管（图4-2-18～图4-2-21）。

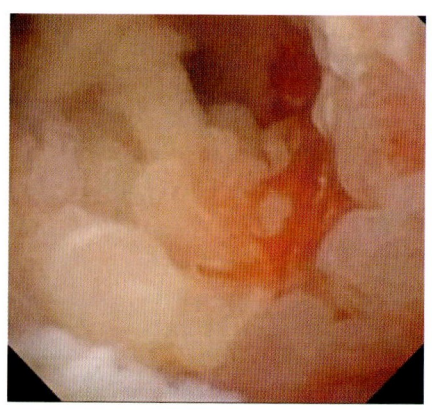

图4-2-18　输尿管软镜视野下肾盂肿瘤

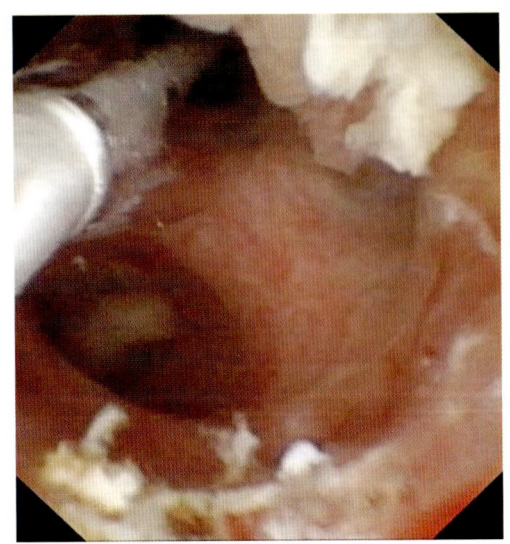

图 4-2-19 输尿管软镜视野下,建立经皮肾穿刺通道

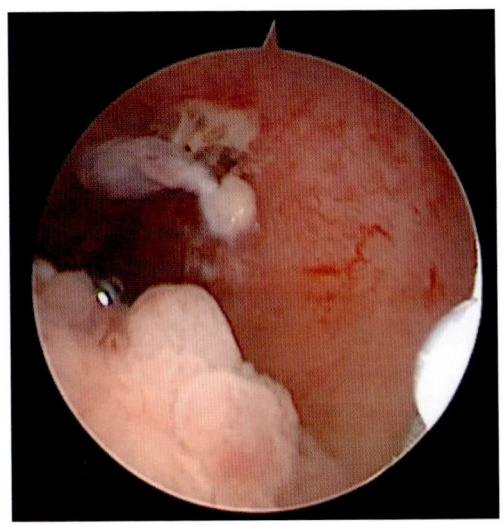

图 4-2-20 经皮肾通道视野下肾盂肿瘤

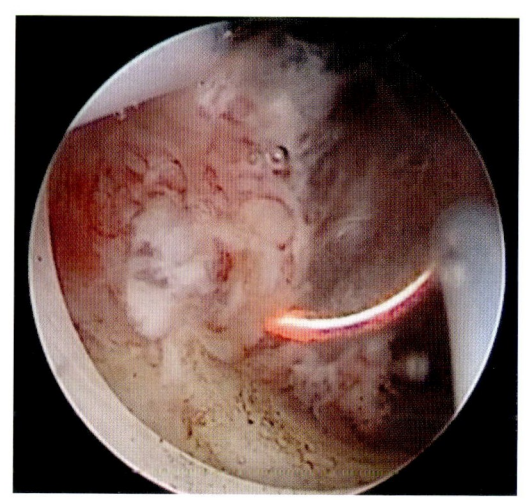

图 4-2-21 经皮肾通道置入等离子电切镜进行电切

（二）UTUC 保肾手术术后辅助灌注治疗

基于推荐使用卡介苗或丝裂霉素 C 膀胱内治疗原位癌或高风险非肌肉浸润性膀胱癌的建议，可考虑对于 UTUC 行保肾手术治疗的患者进行辅助膀胱灌注治疗，目的是尽可能杀死术中脱落的肿瘤细胞及预防肿瘤复发。但目前 UTUC 保留肾脏手术术后辅助治疗方式的选择仍缺乏高级别循证医学证据。既往文献报道了可采用顺行经皮肾造瘘通道或逆行输尿管导管进行肾盂内辅助灌注治疗。经皮滴注采用经皮肾造口导管，在 1~2 小时内缓慢注射药物，可同时测量肾盂内压力；留置双 J 管的患者采用 Trendelenburg 体位（头低足高位），将药物注入膀胱后，药物反流进入输尿管上段及肾盂，保持体位 15~30 分钟，注射后 30 分钟至 2 小时排空；还可通过留置单 J 管进行药物灌注，但需要注意灌注药物浓度及灌注速度。

但目前尚不清楚这种腔内治疗是否能降低内镜治疗后的复发率。Studer 等发现以治疗为目的对合并原位癌的患者进行经皮肾穿刺造瘘通道灌注卡介苗治疗，其 5 年和 10 年无复发生存率分别为 57% 和 49%，在肿瘤无复发生存（$P = 0.42$）、肿瘤无进展生存（$P < 0.01$），以及随访 RNU 比例（$P = 0.05$）方面均优于 Ta/T1 肿瘤消融后接受辅助卡介苗灌注治疗的患者。就 Ta/T1 肿瘤消融后灌注卡介苗而言，Rastinehad 等发现，无论肿瘤分级如何，内镜切除或消融后灌注卡介苗的复发率、进展率均无显著差异。另一项 meta 分析评估了辅助腔内治疗对 Ta/T1 UTUC 的影响，同样发现接受辅助腔内治疗的患者与未接受治疗的患者的复发率相似。腔内治疗效果不佳的其中一个可能原因是肾脏不断产生尿液，这些尿液通过输尿管排泄到膀胱中。因此，注射的药物可能难以在足够的时间内保持足够的浓度，这可能会降低辅助治疗的有效性。另外，药物浓度过高或药物直接通过肾造瘘管进入肾盂，可能导致严重的腰痛和肾盂炎症，给患者带来更大的危害，因此，目前对于 PCKSS 术后辅助灌注治疗药物仍存在一定争议。

五、术后护理及出院指导

（一）术后护理

1. 护理常规

参见第一章第二节"术后护理及注意事项"。

2. 疼痛护理

手术对肾脏和组织的损伤及引流管的放置等均可以引起术后腰腹部酸胀甚至疼痛，疼痛的程度与手术情况及患者疼痛的耐受有关，但一般情况下，经皮肾镜手术的疼痛以中度疼痛居多，定时评估患者疼痛情况，可以通过转移注意力的方式得到缓解。如果患者觉得疼痛较为剧烈（疼痛评分大于3分时），应及时通知医生，采取必要的药物处理措施。常见的止痛药物可能有刺激胃肠道引起腹胀、腹痛、恶心甚至呕吐的不良反应。

3. 管路护理

（1）导尿管护理：参见第二章第二节"术后护理及注意事项"。

（2）输尿管支架管护理：参见第一章第三节"术后护理及注意事项"。

（3）肾造瘘管护理：

1）妥善固定管路，高举平台法对管路进行二次固定。

2）保持管路通畅：避免管路打折、受压、迂曲、牵拉。

3）观察引流液颜色、性质、量并记录。

4）将引流袋悬挂低于造瘘口位置，预防逆行感染。

5）保持造瘘管周围伤口敷料干燥，一旦出现渗出，及时通知医生换药。

6）拔管：无须二次手术者，一般在术后2~3天拔除。管路拔除后，应健侧卧位，造瘘口位于身体的最高处卧床大于1小时，促进拔管后瘘口愈合。

4. 活动指导

参见第一章第二节"术后护理及注意事项"。

5. 并发症护理

（1）出血的护理：关注患者生命体征变化，持续心电血、压血、氧饱和度监测，持续氧气吸入，开放静脉通路，观察患者血红蛋白指标变化，应用止血药物。嘱患者绝对卧床，必要时夹闭肾造瘘管进行止血压迫。给予输血治疗，观察输血效果。

（2）感染中毒性休克的护理：持续心电、血压、血氧饱和度监测，持续双鼻导管 2~3 L/min 氧气吸入。密切观察患者生命体征变化，神志、意识、面色、口唇、甲床红润情况。注意保暖，开放静脉通路，补充血容量。应用扩血管药物。关注穿刺点情况。详细记录出入量，留取血液检查。关注炎症因子变化，遵医嘱使用抗生素治疗。

6. 对症治疗

抗炎、止血、解痉止痛、补液、泌尿系平片检查。

（二）出院指导

1. 多饮水，每天饮水 2000~3000 ml，保证尿色呈淡黄或无色，以利于结石的排出。

2. 伤口护理。遵医嘱进行伤口换药，保持伤口敷料清洁干燥，造瘘管拔除后 1 周内尽量健侧卧位，利于伤口愈合。伤口完全愈合后才能洗澡，在此之前可以用湿毛巾擦拭非手术区域，但要避免弄湿敷料。

3. 由于患者体内有输尿管支架管，带管期间避免剧烈活动（打球、快速跑跳、扭腰等），禁止重体力劳动和提重物，腰部不要用力或过度弯曲，防止支架管移位或损伤输尿管。带支架管期间不要憋尿，防止尿液顺支架管倒流导致逆行感染。

4. 饮食荤素搭配，保持大便通畅，防止便秘。长期便秘和腹压增大容易引起支架管的移位。通常情况下支架管侧腰部可有酸胀感，若大动作（排便、活动等）后突然觉得腰腹部疼痛难忍或有鲜血样尿，应警惕出血的可能，需立即就诊。

5. 按时拔管，输尿管支架管通常留置1~3个月，嘱患者按时门诊复查，预约在膀胱镜下拔除支架管。

6. 结石患者需要根据结石成分进行结石预防的健康宣教。

（唐世英　肖春雷　刘余庆　刘春霞）

参考文献

1. 王大明，于德新，谢栋栋，等. 改良俯卧分腿位双镜联合处理复杂性肾结石合并同侧输尿管结石的临床研究［J］. 中华泌尿外科杂志，2019，40（9）：685-689.

2. 杨斌，郝一昌，邱敏，等. 输尿管软镜与经皮肾镜碎石术治疗孤立肾肾结石的对比研究［J］. 重庆医科大学学报，2018，43（4）：522-526.

3. 徐楚潇，郝一昌，肖春雷，等. 经皮肾镜技术联合二期输尿管软镜手术治疗孤立肾上尿路肿瘤1例［J］. 临床泌尿外科杂志，2017，32（2）：161-162.

4. 邱敏，郝一昌，肖春雷，等. 肾盂癌保留肾脏的内镜手术策略［J］. 北京大学学报（医学版），2020，52（4）：610-613.

5. 郝一昌，陈昆，刘余庆，等. 输尿管软镜下钬激光切除术治疗肾盂癌6例报道及文献复习［J］. 北京大学学报（医学版），2018，50（5）：816-821.

6. 肖博，肖春雷，马潞林，等. 经皮肾镜技术治疗上尿路肿瘤的初步经验［J］. 中华泌尿外科杂志，2011，32（6）：383-386.

7. 黄健，张旭. 中国泌尿外科和男科疾病诊断治疗指南：2022版

[M]. 北京：科学出版社，2022.

8. Cutress, ML, Stewart G D, Wells-Cole S, et al. Long-term endoscopic management of upper tract urothelial carcinoma: 20-year single-centre experience. BJU Int, 2012, 110: 1608-1617.

9. Harper JD, Sorensen MD, Cunitz BW, et al. Focused ultrasound to expel calculi from the kidney: safety and efficacy of a clinical prototype device. J Urol, 2013, 190:1090-1095.

10. de la Rosette J, Assimos D, Desai M, et al. The clinical research office of the endourological society percutaneous nephrolithotomy global study: indications, complications and outcomes in 5803 patients. J Endourol, 2011, 25: 11-17.

11. Sabnis RB, Jagtap J, Mishra S, et al. Treating renal calculi 1-2 cm in diameter with minipercutaneous or retrograde intrarenal surgery: a prospective comparative study. BJU Int, 2012; 110(8 Pt B): E346-E349.

12. Sabnis RB, Ganesamoni R, Doshi A, et al. Micropercutaneous nephrolithotomy (microperc) vs. retrograde intrarenal surgery for the management of small renal calculi: a randomized controlled trial. BJU Int, 2013, 112(3): 355-361.

13. Gambaro G, Tzelves L, Skolarikos A, et al.The new guidelines of the European Association of Urology on Urolithiasis: the urology-nephrology intersection. Nephrol Dial Transplant, 2023, 38(2) :258-260.

14. Goldsmith ZG, Oredein-McCoy O, Gerber L, et al. Emergent ureteric stent vs percutaneous nephrostomy for obstructive urolithiasis with sepsis: patterns of use and outcomes from a 15-year experience. BJU Int, 2013, 112: E122-E128.

15. Assimos D, Krambeck A, Miller NL, et al. Surgical management of stones: American urological Association/endourological society guideline, Part I. J Urol, 2016, 196: 1153-1160.

16. Culkin DJ, Exaire EJ, Green D, et al. Anticoagulation and antiplatelet therapy in urological practice: ICUD/AUA review paper. J Urol, 2014, 192: 1026-1034.
17. Roupret, M, Traxer O, Tligui M, et al. Upper urinary tract transitional cell carcinoma: recurrence rate after percutaneous endoscopic resection. EurUrol, 2007, 51: 709-714.
18. Cutress, ML, Stewart GD, Zakikhani P, et al. Ureteroscopic and percutaneous management of upper tract urothelial carcinoma (UTUC): systematic review. BJU Int, 2012, 110: 614-628.
19. Tomera KM, Leary FJ, Zincke H. Pyeloscopy in urothelial tumors. J Urol, 1982, 127(6): 1088-1089.
20. Rouprêt M, Seisen T, Birtle AJ, et al. European Association of Urology Guidelines on Upper Urinary Tract Urothelial Carcinoma: 2023 Update. Eur Urol, 2023, 84(1): 49-64.
21. Motamedinia P, Keheila M, Leavitt DA, et al. The expanded use of percutaneous resection for upper tract urothelial carcinoma: a 30-year comprehensive experience. J Endourol, 2015, 30: 262-267.
22. Rastinehad AR, Vanderbrink BA, Greenberg KL, et al. A 20 year experience with percutaneous resection of upper tract transitional cell carcinoma: is there an oncologic benefit with adjuvant bacillus Calmette Guérin. Urology, 2009, 73(1): 27-31.
23. Schwartzmann I, Pastore AL, Saccà A, et al. Upper urinary tract urothelial carcinoma tumor seeding along percutaneous nephrostomy track: case report and review of the literature. Urol Int, 2017, 98(1): 115-119.

附录

相关管路拔管时机汇总

相关管路拔管时机汇总

管路 手术名称	尿管	内置输尿管支架管	肾造瘘	膀胱造瘘
输尿管镜手术	术后第1天	术后2周~1个月 长期留置:3个月或半年	/	/
前列腺良性增生手术	术后2~3天	/	/	根据术者习惯拔尿管前后均可
膀胱肿瘤电切术	术后1周	/	/	/
经皮肾镜碎石术	术后2~3天	术后2周~1个月	根据病情决定有无二次手术的必要性,如无,术后体征平稳2~3天	/